Lishoy William Rodrigues
Shilpa Chawla Jamenis

Considerações ortodônticas sobre dentes impactados e sua gestão

Lishoy William Rodrigues
Shilpa Chawla Jamenis

Considerações ortodônticas sobre dentes impactados e sua gestão

ScienciaScripts

Imprint
Any brand names and product names mentioned in this book are subject to trademark, brand or patent protection and are trademarks or registered trademarks of their respective holders. The use of brand names, product names, common names, trade names, product descriptions etc. even without a particular marking in this work is in no way to be construed to mean that such names may be regarded as unrestricted in respect of trademark and brand protection legislation and could thus be used by anyone.

Cover image: www.ingimage.com

This book is a translation from the original published under ISBN 978-620-8-01232-8.

Publisher:
Sciencia Scripts
is a trademark of
Dodo Books Indian Ocean Ltd. and OmniScriptum S.R.L publishing group

120 High Road, East Finchley, London, N2 9ED, United Kingdom
Str. Armeneasca 28/1, office 1, Chisinau MD-2012, Republic of Moldova, Europe
Printed at: see last page
ISBN: 978-620-8-15768-5

CONSIDERAÇÕES ORTODÔNTICAS SOBRE DENTES IMPACTADOS E SUA GESTÃO

Índice

INTRODUÇÃO

O manejo dos dentes impactados na prática ortodôntica é de suma importância, pois a existência de um (ou mais) dentes impactados pode complicar o tratamento ortodôntico e apresentar dilemas, principalmente quando a inacessibilidade ou a anquilose são fatores. O manejo dos dentes impactados na prática ortodôntica varia amplamente, desde a extração do dente impactado até a erupção ortodôntica forçada.

A falha na erupção dentária ou a impactação de um dente é um problema comum que afecta quase 20 % da população.[1] No entanto, a indicação específica para o tratamento de dentes impactados e, em particular, a questão da remoção profiláctica, continua a ser uma questão muito debatida. Assim, o tratamento dos dentes impactados tem-se revelado um desafio para os médicos de clínica geral e para uma série de outros especialistas em medicina dentária, incluindo pedodontistas, periodontistas, cirurgiões orais e maxilofaciais e, sobretudo, ortodontistas.

O termo impactação é de origem latina e provém do termo "impactus" que significa "encravado ou embalado em conjunto".[2] O dente impactado é definido como um dente cujas raízes estão 2/3rd ou totalmente desenvolvidas, mas que, no entanto, se espera que erupcionem. Nos dentes impactados, o desenvolvimento da raiz pode ter terminado, mas não se espera que ocorra a erupção sem ajuda. Ocasionalmente, o mau posicionamento do botão de um dente permanente pode levar à erupção num local errado.[2] O tratamento de dentes impactados que não sejam terceiros molares tem sido uma área cinzenta no campo da odontologia estética desde há muito tempo.

Os profissionais anteriores evitavam frequentemente o tratamento através da técnica de erupção, uma vez que é incómoda e requer mais tempo. [2] Mas, considerando o princípio de ouro da conservação dos dentes naturais ao máximo e evitando futuras patologias relacionadas com os dentes impactados não tratados, tais como reabsorção radicular dos dentes adjacentes, migração dos dentes vizinhos, perda de comprimento da arcada, apinhamento, espaçamento, reabsorção interna do dente impactado, formação de quisto dentígero, anquilose e bolsas periodontais, etc., sugere-se que, se possível, os dentes devem ser trazidos para a posição de erupção, anquilose e bolsas periodontais, etc., sugere-se que, se possível, os dentes devem ser trazidos para a mesa oclusal e assimilados na arcada dentária natural para aliviar o stress psicológico, proporcionar um sorriso esteticamente agradável, evitar a substituição protética e as complicações relacionadas com os dentes impactados não tratados.[2]

Dentes impactados ou ausentes podem adicionar uma complexidade significativa ao tratamento, particularmente na maxila, sendo o canino maxilar o dente mais comummente impactado. Um canino impactado palatalmente pode prolongar significativamente o tempo total de tratamento; múltiplas impactações agravam o problema. A idade no início do tratamento, o posicionamento palatino versus vestibular e a distância do dente em relação ao plano oclusal são factores que aumentam o tempo e a complexidade do tratamento.[3] Depois dos terceiros molares, os caninos superiores são os dentes permanentes mais frequentemente impactados.[4] Cerca de um terço dos caninos superiores impactados estão posicionados labialmente ou dentro do alvéolo, e dois terços estão localizados palatalmente.5

Por fim, algumas síndromes apresentam maior incidência de dentes impactados. A síndrome mais comum é a displasia cleidocraniana. Os pacientes com múltiplas impacções necessitam de um tratamento coordenado para orientar a erupção do maior número possível de dentes.[6] Aqueles que não podem ser trazidos para a arcada podem necessitar de extração seguida de encerramento do espaço ou substituição protética

Para lidar adequadamente com os problemas de impactação dentária é necessário um diagnóstico precoce. A extração atempada da dentição primária e a manutenção ou aumento do espaço podem, então, evitar essa ocorrência. É necessária uma vigilância ortodôntica cuidadosa da dentição em desenvolvimento, porque uma vez estabelecida a impactação dentária iminente, o momento da intervenção cirúrgica é crucial. O custo-benefício desse tratamento é muito influenciado pela idade do paciente. Nesta situação, o julgamento do cirurgião oral e do ortodontista relativamente aos potenciais riscos pré e pós-operatórios é também essencial.

Embora o tratamento mecânico de dentes impactados seja uma tarefa rotineira para a maioria dos ortodontistas, certas impactações podem ser frustrantes e o resultado estético pode ser imprevisível se o cirurgião desobstruir o dente impactado de forma inadequada. Ao encaminhar um paciente para a desobturação de um dente impactado, o ortodontista pode supor que a técnica utilizada seja incorrecta. No entanto, se não for devidamente instruído, o cirurgião pode selecionar uma técnica inadequada, deixando o ortodontista com a difícil, se não por vezes longa e desafiante, tarefa de erupcionar o dente impactado para a arcada dentária. Por outro lado, se for escolhida a técnica correta de destartarização, o processo de erupção pode ser simplificado, resultando num resultado previsivelmente estável e estético. Isto é especialmente verdade para caninos maxilares impactados.

As causas dos distúrbios de erupção e da impactação dos caninos permanentes superiores têm sido de interesse para os investigadores há muitos anos. Os caninos superiores requerem o período mais longo para se desenvolverem e têm o caminho de erupção mais difícil em comparação com todos os outros dentes. A etiologia dos caninos ectópicos é obscura, mas provavelmente de natureza multifatorial.[7] Tanto a genética[8] como factores locais têm demonstrado estar intimamente associados a este fenómeno que ocorre numa pequena mas significativa percentagem da maioria das populações.[9,10] As causas mais comuns de impactação de caninos são geralmente localizadas e resultam de um ou de uma combinação de factores.

Várias modalidades de tratamento ortodôntico têm sido sugeridas para guiar a erupção de segundos molares impactados, incluindo diversos desenhos de molas, muitas vezes englobando mecânicas seccionais ou segmentares. Outras mecânicas de tratamento, como o uso de dispositivos temporários de ancoragem cortical (mini-implantes) na região retromolar, também têm sido sugeridas. O tratamento cirúrgico é frequentemente necessário como adjuvante, podendo envolver a exposição dos segundos molares ou a remoção dos terceiros molares. O alinhamento do molar impactado pode, às vezes, ser obtido sem assistência cirúrgica, pois a verticalização ortodôntica envolve um movimento de inclinação distal, que cria espaço para o molar impactado. No entanto, a interferência com o terceiro molar não pode ser excluída. Na literatura, duas abordagens básicas descritas como técnicas de erupção aberta (retalho posicionado apicalmente) e fechada são utilizadas na exposição cirúrgica de dentes impactados. A técnica de erupção fechada é considerada por alguns como o melhor método para desobstruir dentes impactados labialmente. Isso é especialmente verdadeiro se o dente estiver localizado acima da junção mucogengival ou profundamente no alvéolo, onde um retalho posicionado apicalmente pode ser difícil ou impossível de ser usado com sucesso.[11] Alguns clínicos acreditam que o método de erupção fechada replica a erupção natural do dente e, portanto, produz os melhores resultados estéticos e periodontais.[12] Trazer os dentes maxilares não irrompidos ou impactados para o alinhamento normal não deve ser o único objetivo na gestão destes casos. O objetivo deve ser obter uma oclusão adequada, uma zona saudável de gengiva aderente e uma altura ideal do osso alveolar

Muitos autores revisaram os vários fatores etiológicos que impedem ou retardam a erupção de dentes posicionados labialmente ou ectopicamente. Essa discussão limita-se à erupção que foi atrasada significativamente além do tempo em que o desenvolvimento dentário normal de um indivíduo em particular deveria ter ocorrido. que o cirurgião conhece Naturalmente, é preferível criar espaço e permitir que o dente erupcione na arcada por conta própria, uma vez que é geralmente aceito que a erupção natural é o tipo mais fisiológico de movimento dentário.[13] No entanto, se um dente não erupciona ou está a prolongar indevidamente o tempo de tratamento, então deve ser descoberto. qual o procedimento cirúrgico a utilizar.

A dissertação da biblioteca é uma visão geral de vários aspectos dos dentes impactados, tais como a prevalência, a etiologia, o diagnóstico, o calendário de tratamento, as técnicas de exposição cirúrgica, a mecanoterapia ortodôntica e o prognóstico, etc

REVISÃO DA LITERATURA

Miller et al[14] opinaram que a etiologia do canino ectópico era obscura, mas provavelmente de natureza multifatorial. Foi demonstrado que tanto os factores genéticos como os locais estão intimamente associados ao fenómeno, que ocorre num número pequeno mas significativo da população.

Bass et al[15] propuseram que uma alta prevalência de incisivos laterais congenitamente ausentes estava associada a caninos impactados palatalmente. A falta de orientação pelo aspeto distal da raiz do incisivo lateral fez com que o canino continuasse no seu trajeto inicial mesio-palatino e ficasse impactado na área palatina, posterior aos incisivos centrais, não conseguindo erupcionar em tempo útil.

Ross G Kaplan et al[1] 6 concluíram que, quando o pré-molar tinha que ser extraído como parte da terapia ortodôntica, devido ao aumento do movimento do molar mesial, havia maior probabilidade de erupção do terceiro molar. Ele afirmou ainda que, quando os pré-molares foram extraídos, mas ocorreu a impactação do terceiro molar, uma reabsorção insignificante ao longo da borda anterior do ramo foi provavelmente responsável. Isso foi associado ao aumento do crescimento vertical do côndilo.

Jacoby et al[1] 7 concluíram que forças contínuas leves na faixa de 40 a 60 gms foram usadas para erupcionar dentes impactados ao longo de um caminho livre de obstrução dos dentes vizinhos. O autor demonstrou o uso da mola Ballista para o tratamento de dentes impactados. O sistema de mola Ballista era um sistema ortodôntico simplificado para o tratamento de dentes impactados. O dente impactado era retraído por uma mola que acumulava uma força contínua ao ser torcida no seu longo eixo. A operação necessária no dente impactado era simples e menos

traumática. A força exercida sobre o dente foi vertical, sem comprimir o dente impactado em direção às raízes adjacentes. A força foi bem controlada e facilmente modificada. Pela ausência de aparelho nos dentes anteriores durante grande parte do tratamento, o lado estético do tratamento foi respeitado.

Becker et al[18] relataram que havia 2,4 vezes mais incidência de caninos impactados palatalmente adjacentes aos locais de incisivos laterais ausentes. O autor investigou que havia uma incidência excecionalmente alta de deslocamento palatino das cúspides maxilares na presença de incisivos laterais anómalos e explora algumas das relações entre esses dentes durante os estágios críticos de desenvolvimento.

Jacoby et al[7] afirmou que era difícil estabelecer uma taxa exacta para impactação palatina versus labial e uma dificuldade em determinar se um dente impactado iria erupcionar na sua posição normal. Ele observou que 85% dos caninos impactados palatalmente tinham espaço suficiente para a erupção na arcada dentária. Por outro lado, apenas 17% dos caninos maxilares não irrompidos labialmente pareciam ter espaço suficiente para a erupção (ou seja, 83% mostravam uma deficiência no comprimento da arcada), pelo que concluiu que a deficiência no comprimento da arcada era frequentemente um fator etiológico primário.

Kohavi, Zilberman e Becker et al[19] avaliaram o estado periodontal após o alinhamento ortodôntico de caninos superiores posicionados vestibularmente, que não sofreram qualquer intervenção cirúrgica. Verificaram que existia uma diferença significativa entre a gengiva aderida encontrada nos caninos tratados ortodonticamente e a dos controlos não tratados, sendo que os controlos tinham mais 1 mm de gengiva aderida do que os dentes tratados.

Grover et al[20] pesquisaram as radiografias panorâmicas de 5000 recrutas do Exército, que mostraram uma alta frequência de dentes impactados. A maior proporção (98%) envolvia os terceiros molares, seguida pela impactação de cúspides. As impactações ou mal-erupções envolveram todos os dentes permanentes, exceto os incisivos inferiores e os primeiros molares.

Oliver et al[21] examinaram dois grupos de indivíduos que apresentavam impacção unilateral dos caninos superiores, um grupo caucasiano e um grupo oriental. Houve diferenças significativas entre os grupos quanto ao sexo dos pacientes que procuravam tratamento, local da impacção (vestibular/palatal) e forma da arcada. O grupo oriental era significativamente mais apinhado na área canina do que o grupo caucasiano. Em quase todos os casos, as dimensões do incisivo lateral no lado da impactação eram menores do que no lado não impactado, embora cinco indivíduos do subgrupo feminino caucasiano não tenham obedecido a este padrão e, no subgrupo oriental masculino, a largura mesio-distal da coroa fosse maior no lado impactado.

Ericson e Kurol et al[22] sugeriram que a remoção do canino decíduo antes dos 11 anos de idade normalizaria a posição do canino permanente em erupção ectópica em 91% dos casos, se a coroa do canino fosse distal à linha média do incisivo lateral.

Zilberman et al.[23] relataram um estudo das famílias de crianças afectadas por um canino superior deslocado palatalmente e concluíram que a prevalência de incisivos laterais pequenos, em forma de cavilha e em falta, o desenvolvimento tardio das dentições e outros dentes em falta entre os seus pais e familiares era muito elevada.

Bjerklin et al[2] 4 mostraram que a hereditariedade era a principal causa de deslocamento palatino do canino superior. Verificaram que a extração de caninos decíduos adjacentes ou de incisivos laterais melhorava muito as hipóteses de erupção do canino e, por conseguinte, os factores locais não podiam ser ignorados como exercendo uma influência poderosa na etiologia da impactação do canino.

Kokich et al[25] descreveram o tratamento cirúrgico e ortodôntico dos dentes impactados e identificaram a posição e a angulação do dente impactado, a duração do tratamento, o espaço disponível e a presença de gengiva queratinizada como factores críticos que irão afetar o prognóstico e o resultado do tratamento.

Peck e Peck et al[26] encontraram outra anomalia posicional do canino superior, a transposição com o primeiro pré-molar, que também ocorria com notável frequência em combinação com essas anomalias específicas e parecia ser de origem poligénica. Eles relataram que houve ocorrência bilateral do canino superior, transposição com o primeiro pré-molar envolvendo quase um quarto da amostra. Na transposição unilateral, houve maior frequência de ocorrência do lado esquerdo.

Brin et al[27] ilustraram que o trauma pode causar a interrupção do desenvolvimento de uma raiz de incisivo lateral, que pode estar associada à impactação do canino palatino. As razões foram as seguintes:

1. Um episódio traumático pode ter causado o deslocamento do incisivo lateral, ou

2. Por condução, movimento do próprio canino não irrompido. De acordo com a teoria da orientação, deveu-se ao facto de a raiz do incisivo lateral ser curta, cujo desenvolvimento cessou em consequência do traumatismo.

Afirmaram ainda que poderia haver uma possível presença de irritação crónica ou infeção residual em torno do ápice de um dente canino decíduo não vital, o que poderia igualmente ter produzido o caminho desviado da erupção.

Kokich VG e Mathews DP et al[25] descreveram que as três técnicas diferentes (excisão, retalho posicionado apicalmente e técnica de erupção fechada) podem ser usadas para desobstruir o dente impactado. Eles recomendaram uma técnica alternativa com tempo mais precoce para desobstruir caninos impactados palatalmente. Afirmaram que o momento ideal para a descoberta dos caninos palatinos é antes do início do tratamento ortodôntico.

Woloshyn H, Artun J, Kennedy DB e Joondeph DR[28] estudaram as diferenças no estado periodontal e pulpar, comprimento da raiz e alinhamento dentário entre incisivos laterais maxilares contralaterais, caninos e pré-molares em pacientes tratados por impactação unilateral dos caninos maxilares. Concluíram que uma pequena quantidade de reabsorção radicular apical foi observada nos incisivos laterais e pré-molares e uma frequência relativamente alta de alteração pulpar foi encontrada em caninos previamente impactados.

Jacobs SG et al[2] 9 sugeriram uma técnica de alívio de uma impacção palatina através da extração do canino decíduo. Os pacientes com caninos impactados palatalmente tinham uma maior incidência de incisivos laterais ausentes ou anómalos adjacentes aos caninos impactados. As suas arcadas eram muitas vezes desbastadas e isso, em parte, estava relacionado com o aumento da incidência de incisivos laterais ausentes ou anómalos. A falta de outros dentes também era mais frequente. O alívio de caninos impactados palatinos através da extração do canino decíduo exigia que o paciente tivesse entre 1013 anos de idade e que as condições normais de espaço estivessem presentes.

Peck S, Peck L e Kataja M. et al[30] concluíram que a anomalia posicional dos caninos deslocados palatalmente parece ser um produto de herança poligénica e multifatorial. O autor descreveu evidências biológicas que apontam para fatores genéticos como a origem primária da maioria dos deslocamentos palatais e subsequentes impactações dos dentes caninos superiores.

Michael B Verrnette et al[11] concluíram que os dentes anteriores maxilares impactados labialmente, descobertos com uma técnica de retalho posicionado apicalmente, tinham mais sequelas inestéticas do que os descobertos com uma técnica de erupção fechada. As diferenças de inserção periodontal entre os dentes descobertos e contralaterais não foram significativamente diferentes nos grupos de retalho posicionado apicalmente ou de erupção fechada.

Becker et al[31] sugeriram três formas aceites de exposição cirúrgica, como se segue:

a) Excisão circular da mucosa oral imediatamente a seguir ao dente impactado.

b) Reposicionamento apical do retalho levantado que incorporou a gengiva aderida sobre o dente impactado.

c) Técnica de erupção fechada em que o retalho levantado que incorporava a gengiva anexada era totalmente recolocado na sua posição anterior após a colagem de um acessório ao dente impactado.

Bishara et al[32] relataram que a incidência de impactação palatina excedeu a de impactação labial em uma proporção de pelo menos 3:1 e até 6:1. A causa da impactação canina pode ser o resultado de factores localizados ou pode ser uma herança poligénica multifatorial e associada a outras anomalias dentárias. As possíveis sequelas das impactações de caninos são várias e vão desde a perda de espaço na arcada até a reabsorção das raízes dos dentes vizinhos.

Richardson G e Russell KA[33] sugeriram que o diagnóstico de dentes cúspides impactados aos 8-10 anos de idade poderia reduzir significativamente as ramificações graves, incluindo a exposição cirúrgica e o alinhamento ortodôntico, bem como a reabsorção radicular dos incisivos laterais. Em casos específicos, a extração das cúspides maxilares primárias poderia evitar a impactação das cúspides maxilares permanentes e sequelas adicionais.

Stewart et al[34] determinaram a relação entre a posição inicial de um canino superior impactado palatalmente (como visto em uma radiografia panorâmica) e a duração do tratamento ortodôntico e para determinar se existia uma diferença na duração do tratamento entre pacientes com caninos impactados palatalmente bilaterais e pacientes com impactação unilateral. O autor concluiu que foram necessários 25,8 meses para o grupo de caninos impactados unilateralmente e 32,3 meses para o grupo de caninos impactados bilateralmente. Também relatou que, se o canino estivesse impactado a mais de 14 mm do plano oclusal, a duração média do tratamento era de 31,1 meses e se o canino estivesse impactado a menos de 14 mm do plano oclusal, a duração média do tratamento era de 23,8 meses.

Olive RJ et al[35] determinaram a viabilidade do tratamento de crianças com caninos superiores impactados apenas com tratamento ortodôntico. Nenhum outro procedimento cirúrgico foi realizado antes do início do tratamento com aparelho. O tratamento com aparelho foi adiado por pelo menos seis meses se o canino impactado fosse a principal razão para o tratamento. O autor concluiu que o tratamento com aparelho fixo para criar espaço para um canino impactado palatino foi uma opção de tratamento eficaz para crianças com caninos superiores impactados.

Leonardi R, Peck S, Caltabiano M e Barbato E[36] descobriram que o fenótipo de deslocação palatina parecia estar sob forte influência genética para o canino deslocado palatalmente e que a anomalia do canino deslocado palatalmente (PDC) era um mau posicionamento dentário que ocorre em 1 % a 3 % da maioria das populações.

Shapira Y e Kuftinec MM[37] concluíram que a migração intra-óssea de dentes impactados era uma anomalia dentária rara, que ocorria apenas na dentição permanente do maxilar inferior. Os dentes envolvidos no fenómeno foram o incisivo lateral inferior, o canino e o segundo pré-molar. A migração do incisivo lateral era geralmente em direção distal, resultando em transposição com o canino. A migração do canino foi mais frequente na direção mesial, resultando em transmigração através da sínfise mandibular para o lado oposto da arcada dentária. O segundo pré-molar migrou mais frequentemente para distal, às vezes ultrapassando o ângulo goníaco e chegando até o processo coronoide. Foram apresentadas opções de tratamento cirúrgico e ortodôntico para os três dentes que migraram intra-ósseos.

Maria Leonardi, Pamela Armi, Lorenzo Franchi e Tiziano Baccetti 38

concluíram que a extração do canino decíduo, por si só, não era um procedimento eficaz para aumentar a taxa de erupção normal dos caninos superiores deslocados palatalmente, ao passo que a utilização de um aparelho extrator cervical, para além da extração do canino decíduo, foi capaz de induzir a erupção bem sucedida do canino permanente em 80% dos casos e a utilização adicional do aparelho extrator não influenciou o tempo de erupção do canino superior deslocado palatalmente.

Sacerdoti R e Baccetti T[39] analisaram a prevalência e a distribuição dos caninos superiores deslocados (PDC) numa grande população ortodôntica e investigaram as associações entre PDC, caraterísticas craniofaciais e outras anomalias dentárias, tais como aplasia ou incisivos laterais superiores de tamanho pequeno. Eles concluíram que a PDC mostrou uma associação recíproca significativa com incisivos de tamanho pequeno. Tanto a PDC bilateral quanto a PDC unilateral foram significativamente associadas a incisivos laterais superiores bilaterais de tamanho pequeno. A PDC unilateral apresentou uma associação significativa com aplasia do incisivo lateral superior. A PDC bilateral foi significativamente associada à aplasia dos terceiros molares.

Sergio Sambataro, Tiziano Baccetti, Lorenzo Franchi e Filippo Antonini (2005)[40] um modelo de variáveis cefalométricas para diagnóstico precoce do deslocamento do canino permanente superior e prognóstico precoce da impacção do canino superior. Concluíram que quanto mais próximas as coroas dos caninos do plano médio-sagital e quanto maior a porção posterior da hemimaxila, maior a probabilidade de impactação do canino. O método forneceu ao clínico uma ferramenta de diagnóstico e prognóstico para identificar distúrbios de erupção do canino superior numa fase precoce do desenvolvimento.

Kazem et al[41] relataram que: 1) A impacção do canino palatino ocorreu mais frequentemente em indivíduos com uma má oclusão de incisivos classe II divisão 2. 2) Houve uma associação entre a impactação do canino palatino e a ausência ou anomalia dos incisivos laterais. 3) As condições de espaço na arcada superior não pareceram desempenhar um papel significativo na etiologia da impacção do canino palatino. 4) A largura mesiodistal dos dentes maxilares não foi significativamente diferente nos grupos de impactação e de comparação, e os indivíduos com caninos impactados palatalmente tinham dimensões transversais maxilares maiores do que os seus homólogos de comparação. Concluíram que a largura palatina excessiva pode ser um forte fator contribuinte para a etiologia da impactação palatina dos caninos.

Robert et al[42] investigaram a correlação entre a discrepância transversal da maxila e a ocorrência de caninos impactados em pacientes durante a fase de dentição mista. Descobriu que os pacientes com uma discrepância transversal eram mais propensos a ter um canino impactado do que os pacientes sem uma discrepância transversal, sendo a impactação mais provável de ser unilateral. No entanto, os pacientes com uma discrepância transversal não tinham uma maior probabilidade de ter uma impacção bilateral em comparação com os pacientes sem uma discrepância transversal.

Bayar GR e Ortakogluk et al[43] concluíram que uma incidência relativamente alta de múltiplos dentes impactados foi frequentemente detectada em pacientes com síndromes craniofaciais (como a displasia cleidocraniana ou a síndrome de Gardner) e distúrbios metabólicos.

Bedoya MM e Park JH et al[44] concluíram que os caninos impactados podem ser detectados em idade precoce e os clínicos podem ser capazes de preveni-los por meio de um diagnóstico clínico adequado, avaliação radiográfica e tratamento intercetivo oportuno. As técnicas cirúrgicas que poderiam ser usadas para tratar caninos impactados variaram dependendo se as impactações eram labiais ou palatinas e as técnicas ortodônticas variaram de acordo com o julgamento clínico e a experiência.

Nagpal A, Pai KM e Sharma G et al[45] ilustraram uma associação significativa de canino lateral maxilar anómalo, canino mandibular anómalo, taurodontismo, infra-oclusão de pré-molar, molar decíduo sobre-retido e transmigração do canino maxilar com caninos colocados ectopicamente. Estas associações sugerem que estas condições podem partilhar uma origem genética comum e que a existência destas anomalias pode antecipar a impactação do canino superior, o que pode ajudar na observação cautelosa e no tratamento precoce da impactação do canino superior. Também significou clinicamente que os incisivos laterais anómalos poderiam servir como um preditor para a impactação do canino maxilar palatino.

Lauren M. Sigler, Tiziano Baccetti e James A. McNamara[46] investigaram que a terapia de expansão rápida da maxila seguida de uma arcada transpalatina combinada com a extração do canino decíduo era eficaz no tratamento de pacientes na dentição mista tardia com canino deslocado palatalmente.

Emanuele Mercuri, Michele Cassetta, Costanza Cavallini, Donatella Vicari, Rosalia Leonardi e Ersilia Barbato et al[47] concluíram que o canino deslocado palatalmente era frequentemente o único problema ortodôntico dos pacientes. Os pacientes do grupo do canino deslocado bucalmente não apresentaram diferenças notáveis nas caraterísticas clínicas e dentárias ou anomalias dentárias em comparação com os indivíduos do grupo de controlo.

Soren Rodsgaard e Lauesena et al[48] investigaram que o atraso no desenvolvimento da raiz do terceiro molar inferior estava associado à impacção. Opinaram que as radiografias tiradas aos 15 anos de idade poderiam prever o risco de impactação e, assim, orientar a tomada de decisão do ortodontista ou do cirurgião oral e maxilofacial.

Katiyar R, Tandon P, Singh GP, Agrawal A e Chaturvedi TP 49 ilustrou um caso peculiar, em que todos os quatro caninos permanentes mantiveram o seu estado não irrompido aos 16 anos de idade. Todos os quatro caninos impactados foram expostos cirurgicamente, com fixação, tração com mola K-9 e posicionados de forma ideal com mecanoterapia ortodôntica fixa.

Evangelia Lempesi, Marina Karamolegkou e Nikolaos Pandis [50] avaliaram potenciais associações entre a impactação do canino maxilar (ICM) e o estado de agenesia, bem como entre a ICM e o género. Os autores concluíram que havia evidências de que o estado de agenesia era um forte preditor da impactação do canino superior, enquanto o género era um fraco preditor da impactação do canino superior.

PREVALÊNCIA DE DENTES IMPACTADOS

A prevalência do conhecimento dos dentes impactados é significativa porque o profissional deve estar ciente dos dentes impactados para que seja possível o reconhecimento precoce e o tratamento intercetivo. O reconhecimento precoce da impacção é muito importante do ponto de vista terapêutico. Na prática clínica, depois do terceiro molar, o canino superior é o dente mais frequentemente impactado na arcada dentária. No entanto, existe uma variação considerável na prevalência e distribuição dos dentes impactados nas diferentes regiões da mandíbula.

Grover, em 1985, efectuou um estudo das radiografias panorâmicas de 5000 recrutas do Exército, que revelou uma elevada frequência de dentes impactados. A maior proporção (98%) envolvia os terceiros molares, seguida pela impactação de cúspides.[20] A impactação do incisivo central superior é pouco comum, com uma taxa de prevalência de 0,06% a 0,2%.[20] A incidência da impactação palatina excede a da impactação labial numa proporção de, pelo menos, 3:1 e até 6:1.

A impacção do canino palatino ocorreu mais frequentemente em indivíduos com má oclusão de classe II divisão 2.[41] A prevalência de canino maxilar impactado tem sido relatada como variando entre 0,2 e 2%.[43] Há uma alta incidência de múltiplos dentes impactados, frequentemente detectada em pacientes com síndromes craniofaciais (como a displasia cleidocraniana ou a síndrome de Gardner) e distúrbios metabólicos.[43] Os dentes mais frequentemente impactados foram o canino maxilar, o segundo pré-molar mandibular e o segundo molar mandibular. [63] A impactação do canino por palatino é mais comum do que a impactação por vestibular.

A impactação do canino é mais frequente nas mulheres do que nos homens e a impactação do canino maxilar é mais frequente do que a do canino mandibular. O estudo de Stewart demonstrou que a prevalência de caninos impactados se situava entre 1 e 3 %, tendo-se verificado também que a impactação dos caninos superiores tem uma prevalência 10 vezes superior à dos caninos inferiores.

De acordo com vários estudos, a prevalência da impactação do canino superior em adolescentes varia entre 0,9 % e 5,9 %, dependendo da população 71
examinados. Dos pacientes com um canino maxilar impactado, 85 % são palatinos e os restantes 15 % são labiais[72] , e 8 % têm impacções bilaterais.[73] Verificou-se que a prevalência de pré-molares impactados varia consoante a idade.[74] A prevalência geral em adultos foi relatada como sendo de 0,5% (o intervalo é de 0,1% a 0,3% para pré-molares superiores e 0,2% a 0,3% para pré-molares inferiores).[74,75]

A incidência de incisivos centrais superiores não irrompidos no grupo etário dos 5-12 anos foi registada como 0,13%.[7] 6 Numa população referenciada para hospitais regionais, a prevalência foi estimada em 2,6%.[77] A impactação do segundo para o terceiro molar, a impactação do canino superior, apresenta a incidência mais elevada, que é de 1% a 3%, com uma proporção de 2:1 entre mulheres e homens.[78] A impacção de um segundo molar permanente é rara e ocorre normalmente na arcada mandibular, com uma incidência de 0,06-0,3 %.

Verificou-se que as impacções ou mal-erupções envolviam todos os dentes permanentes, exceto os incisivos inferiores e os primeiros molares.[20]

Tabela 1: Distribuição dos dentes impactados :[20]

Tooth Type	Total percentage in maxilla and mandible
Central Incisor	0.02
Lateral Incisor	0.01
Cuspid	1.39
First Premolar	0.27
Second Premolar	0.16
First Molar	0.01
Second Molar	0.06
Third Molar	97.96

Tabela 2: Prevalência e número de dentes impactados relatados na literatura odontológica[51-68]

Authors, year	No. of patients with impacted teeth/total no. of patients (prevalence)	No. of impacted teeth	Upper third molar	Lower third molar	Upper canine	Lower canine	Others
Ahlqwist and Grondahl,[51] 1991	117/1418 (8.3 %)	166	141	141	17	17	8
Aitasalo et al,[52] 1972	571/4063 (14.1 %)	823	304	323	147	19	30
Alattar et al,[53] 1980	1512/6780 (22.3 %)	1834	791	927	69	69	47
Dachi and Howell,[55] 1961	281/1685 (16.7 %)	482	213	209	28	13	19
Eliasson et al,[56] 1989	644/2128 (30.3 %)	1211*	477	734	Not studied	Not studied	Not studied
Brown et al,[56] 1982	583/1895 (30.8 %)	1259	372	606	150	44	87

Authors, year	No. of patients with impacted teeth/total no. of patients (prevalence)	No. of impacted teeth	Upper third molar	Lower third molar	Upper canine	Lower canine	Others
Haidar and Shalhoub,[57] 1986	323/1000 (32.3 %)	1173*	Not studied	Not studied	Not studied	Not studied	Not studied
Hattab et al,[58] 1995	78/232 (33.6 %)	194*	102	92	Not studied	Not studied	Not studied
Hugoson and Kugelberg,[59] 1988	262/693 (37.8 %)	699	317	382	Not studied	Not studied	Not studied
Kramer and Williams,[60] 1970	684/3745 (18.3 %)	1218	717	429	Not studied	48	24

Authors, year	No. of patients with impacted teeth/total no. of patients (prevalence)	No. of impacted teeth	Upper third molar	Lower third molar	Upper canine	Lower canine	Others
Mead,[61] 1930	276/1462 (18.9 %)	518	213	248	23	2	32
Peltola,[62] 1993*	787/1027 (76.6 %)	1807	Not reported	Not reported	Not reported	Not reported	Not reported
Sandhu and Kapila,[63] 1982	264/1015 (26.0 %)	321	78	243	Not reported	Not reported	Not reported
Schersten et al,[64] 1989	86/257 (33.5 %)	177	61	116	Not reported	Not reported	Not reported
Shah et al,[65] 1978	546/7886 (6.9 %)	918	286	505	61	8	58

uthors, year 22	No. of patients with impacted teeth/total no. of patients (prevalence)	No. of impacted Teeth	Upper third molar	Lower third molar	Upper canine	Lower canine	Others
Stanley et al,[66] 1988	1756/11598 (15.1 %)	3702	1468	2068	Not reported	166	Not reported
Stermer Beyer-Olsen et al,[67] 1989	22/141 (15.6 %)	31	18	12	1	0	0
Yamaoka et al,[68]1995	155/1834 (8.5 %)	181 *	Not reported	Not reported	Not reported	Not reported	Not reported

*Não foi feita qualquer diferenciação entre terceiro molar impactado e não irrompido.

ETIOLOGIA DOS DENTES IMPACTADOS

Os factores etiológicos para a impactação dos dentes podem ser amplamente classificados em:

I. Causas locais

II. Causas sistémicas

I. Causas locais:

1. Posição irregular ou pressão dos dentes adjacentes
2. Densidade do osso sobrejacente ou circundante
3. Fibrose da membrana mucosa sobrejacente (devido a uma inflamação crónica prolongada)
4. Falta de espaço devido ao subdesenvolvimento dos maxilares
5. Dentes decíduos sobre-retidos
6. Perda prematura de dentes decíduos
7. Alterações devidas a infecções ou abcessos
8. Alterações inflamatórias devidas a doenças exantemáticas

Em muitos casos, as impacções são encontradas na ausência de factores predisponentes locais

II. Causas sistémicas:

As causas sistémicas das impactações podem ser:

1. **Causas pré-natais:** Hereditariedade
2. **Causas pós-natais:** Condições que interferem com o crescimento

e

desenvolvimento da criança, tais como:

i. Raquitismo

ii. Anemia

iii. Sífilis congénita

iv. Tuberculose

v. Disfunção endócrina

vi. Malnutrição

vii. Irradiação

3. Doenças raras:

i. Displasia cleidocraniana

ii. Oxycefalia

iii. Acondroplasia

iv. Fenda palatina

Bishara[32] resumiu a etiologia dos dentes impactados da seguinte forma:

1. Causas primárias ou localizadas: o resultado de qualquer um dos seguintes factores ou da combinação dos mesmos:

a. Discrepâncias entre o tamanho do dente e o comprimento da arcada

b. Alteração da taxa de reabsorção radicular dos dentes decíduos, resultando em

retenção ou perda precoce do canino decíduo

c. Posição anormal ou rotação dos botões dentários

d. Presença de uma fenda alveolar ou palatina e erupção do canino na

área da fenda

e. Anquilose

f. Formação cística ou neoplásica

g. Traumatismo do botão do dente decíduo que provoca a dilaceração da raiz

h. Perturbações na sequência da erupção dentária

i. Origem iatrogénica

j. Condição idiopática sem causa aparente

2. Causas secundárias ou generalizadas:

a. Pressão muscular anormal

b. Doenças febris

c. Distúrbios endócrinos

d. Deficiência de vitamina D

e. Irradiação

Caninos afectados:

Foram propostas várias teorias sobre as causas da impactação canina.

1. Longo trajeto da erupção :[80]

A razão mais comum para o deslocamento palatino do canino superior permanente é o seu longo e tortuoso trajeto de erupção, que começa perto do pavimento da órbita. Este dente tem um caminho muito mais longo a percorrer antes de erupcionar na boca e, por isso, tem mais hipóteses de se "perder".

Moyers afirma que a cúspide maxilar tem um caminho de erupção difícil e tortuoso. Aos 3 anos de idade, encontra-se no alto da maxila, com a coroa dirigida para mesial e um pouco para lingual. Move-se em direção ao plano oclusal, verticalizando-se gradualmente até atingir a face distal da raiz do incisivo lateral, sendo então desviado para uma posição mais vertical; no entanto, frequentemente irrompe na cavidade oral com uma inclinação mesial acentuada.

2. Crowding :[81]

A dentição apinhada provoca uma deslocação exagerada do dente da sua posição de desenvolvimento na arcada e, consequentemente, impactação. O incisivo lateral e o primeiro pré-molar, os dentes imediatamente adjacentes ao canino, irrompem antes do canino. Assim, na presença de apinhamento, haverá espaço reduzido na arcada na área do canino e a proximidade desses dentes adjacentes impedirá que o canino se mova para dentro da arcada. O desenvolvimento vertical do canino permanente superior será, portanto, acompanhado pelo seu deslocamento para vestibular.

3. **Discrepância entre o comprimento da arcada** e o **tamanho dos** dentes:

Na discrepância entre o comprimento da arcada e o tamanho do dente, os dentes que erupcionam mais tarde na série, são impactados ou desviados de seus caminhos normais de erupção.[83] Como o comprimento total da arcada para os dentes permanentes é estabelecido muito cedo na vida, no momento da erupção dos primeiros molares permanentes, e como o canino é grande e tem erupção tardia, muitas vezes ele não é encontrado no alinhamento da arcada.

4. Hereditariedade:

As influências genéticas/hereditárias são consideradas um fator principal na etiologia da deslocação palatina dos caninos, sendo todos os outros factores considerados secundários.

5. Não reabsorção da raiz do canino decíduo :[84]

Falha na reabsorção da raiz do canino decíduo, o que leva a uma retenção excessiva do canino decíduo e provoca uma deflexão palatina da trajetória de erupção do canino permanente, o que leva a um canino impactado. A extração do canino decíduo retido em excesso resulta na erupção espontânea do canino permanente.

6. Trauma:

Brin[27] ilustrou que o trauma pode causar a cessação do desenvolvimento da raiz de um incisivo lateral, podendo estar associado à impactação do canino palatino. As razões podem ser as seguintes:

1. Um episódio traumático pode ter causado o deslocamento do incisivo lateral, ou
2. Por condução, movimento do próprio canino não irrompido, ou
3. De acordo com a teoria da orientação, isto deve-se ao facto de a raiz do incisivo lateral ser curta, tendo o seu desenvolvimento cessado devido ao traumatismo.

É possível que exista uma irritação crónica ou uma infeção residual à volta do ápice de um dente canino decíduo não vital, o que pode igualmente ter produzido o desvio da trajetória de erupção.[14]

7. Teoria da orientação :[32]

Em condições normais, o canino tem uma trajetória de desenvolvimento mesial (à medida que erupciona, segue uma trajetória para baixo, para fora e para a frente e é guiado pelo aspeto distal da raiz do incisivo lateral superior, que é palpável no aspeto vestibular e cria ainda a fase do patinho feio por volta dos 9 a 12 anos).

Em 1981, Becker propôs "a teoria da orientação da deslocação do canino palatino

Existem dois processos na deslocação palatina do canino maxilar:

a) De desenvolvimento, relacionado com a ausência de orientação pelo incisivo lateral, que abre um novo caminho para uma trajetória descendente no lado palatino.

b) Relacionado com um período mais avançado, quando o dente está a descer para uma parte mais estreita do processo alveolar. É somente a partir da interferência dos dentes decíduos que o canino tende a melhorar sua posição e freqüentemente rompe a mucosa na face vestibular ou labial. É a presença de raízes de dentes permanentes em
movimento retificador da cúspide.

CINCO ELEMENTOS DA TEORIA DA ORIENTAÇÃO:

A. Erupção normal:

Adopta o ponto de vista original de Broadbent de que, dado o desenvolvimento normal e atempado de um incisivo lateral, é fornecida uma orientação para o canino e é de esperar uma trajetória vestibular de erupção, sendo o dente palpável precocemente na mucosa oral.

B. Primeira fase de impactação:

A hipótese de Becker[18] é que os incisivos laterais anómalos e em forma de cavilha se desenvolvem muito mais tarde do que os incisivos laterais normais (atrasados até 3 anos após o nascimento. A calcificação começa normalmente aos 10 a 12 meses de idade). No momento crítico em que o canino permanente precisa de orientação.

A raiz do incisivo lateral (anómalo) é rudimentar, não fornecendo a orientação necessária, e o canino desenvolve-se mesial e palatalmente e, normalmente, para baixo, para o processo alveolar, onde prossegue para o periósteo palatino, o que interrompe a progressão do dente ou pode alterar a trajetória de erupção para uma direção horizontal. Isto pode ser definido como impactação palatina da primeira fase.

C. Primeira fase de impactação e correção secundária:

O periósteo palatino que guia o canino em desenvolvimento para baixo. O processo alveolar na região do canino é em forma de V na secção transversal e, com o movimento vertical contínuo, o alvéolo progressivamente estreitado guia o canino aberrante para um caminho favorável, ou seja, na direção vestibular/labial. O dente pode mover-se espontaneamente para vestibular, na ausência do incisivo lateral, para alcançar o plano oclusal numa posição quase bucolingual normal.

D. Segunda fase de impactação:

A auto-correção é impedida por um incisivo anómalo e de desenvolvimento tardio, desviando o dente mais para palatino. Esta segunda fase não é observada quando o incisivo lateral está ausente.

E. Impactação de segunda fase com correção secundária:

A extração do canino decíduo ou do incisivo lateral permanente (anómalo) pode resultar na erupção espontânea do canino impactado. Os caninos permanentes superiores erupcionam mais cedo no sexo feminino, pelo que a orientação precoce do incisivo lateral é necessária para uma erupção normal, apoiando a hipótese de que os caninos impactados palatalmente são mais frequentes no sexo feminino e que os incisivos laterais anómalos são um agente causal mais poderoso do que os incisivos laterais ausentes. A hereditariedade desempenha um papel importante na hipótese, uma vez que os factores geneticamente determinados (laterais pequenas, em forma de cavilha, incisivos laterais ausentes, etc.) proporcionam um ambiente que leva à perda de orientação do canino, conduzindo a uma trajetória anormal e à impactação.

A impactação do canino mandibular ocorre principalmente em associação com um antecessor decíduo não reabsorvido; no entanto, às vezes eles são vistos muito tempo depois que o dente decíduo caiu normalmente e há uma relativa escassez de espaço na área imediata. Eles também podem ser encontrados como resultado de uma obstrução, como um dente supranumerário para o odontoma. Muitas vezes localizadas no lado lingual do processo alveolar, elas incham sob a mucosa lingual.

Incisivos centrais impactados:

A ausência congénita do incisivo permanente superior é extremamente rara, mas pode ocorrer. Pode ocorrer devido às seguintes causas:

1. Causas obstrutivas:

a. Dentes supranumerários: Presença de um ou dois dentes supranumerários na linha média **b.** Odontomas

c. Posição ectópica do botão dentário: Posição anormal ou angulação anormal, atribuída a factores traumáticos ou genéticos.

2. Causas traumáticas:

a. Obstrução devido a reparação de tecidos moles: Perda traumática/precoce de incisivos decíduos, extração devido a cárie profunda/trauma.[85]

b. Dilaceração: Qualquer episódio traumático no período de desenvolvimento - uma pancada infligida nos incisivos superiores decíduos - numa direção superior e posterior desloca estes dentes superiormente (intrusão) - o impulso dado na direção do longo eixo dos dentes decíduos para o dente permanente em desenvolvimento - pode rodar para cima na sua cripta. No período pós-traumático, o desenvolvimento da raiz continua na mesma direção que antes, produzindo um ângulo bizarro entre as porções pré-traumática e pós-traumática do dente, produzindo uma coroa labial dilacerada

deslocação.

C. Desenvolvimento radicular interrompido: O traumatismo causa danos graves nas raízes, produzindo um anel de células que formam a bainha de Hertwig, ou seja, a cessação do desenvolvimento radicular e a perda do potencial de erupção.

d. Intrusão traumática aguda (luxação intrusiva): Deslocamento superior do dente para dentro do osso alveolar sem produzir fratura da coroa ou da raiz, em consequência de um traumatismo. Estes dentes são rodeados por um hematoma coagulante e, mais tarde, por um coágulo sanguíneo em organização, e as fibras periodontais danificadas nesta situação têm uma evolução consideravelmente melhor do que as do dente reimplantado, que passou algum tempo fora da boca.

Incisivos laterais impactados:

A impactação prolongada do incisivo lateral está associada a um atraso na erupção, erupção ectópica e uma aparente dilaceração da raiz do incisivo lateral permanente.[86] A falha na erupção também pode ser causada por malformação dentária ou dilacerações. As dilacerações ocorrem após trauma num dente primário, onde o broto do dente permanente em desenvolvimento é danificado devido à proximidade com o dente primário.

Outras causas possíveis da falta de erupção dos incisivos laterais são: posição ectópica do botão dentário, dentes decíduos não vitais ou anquilosados, extração (ou perda) precoce de dentes decíduos, barreiras mucosas no caminho da erupção que actuam como uma barreira física à erupção, anomalias endócrinas, doença óssea, etc.

Pré-molares impactados:

As causas das impactações de pré-molares podem ser as seguintes

Aglomeração e perda de espaço:

A extração precoce do antecessor decíduo do segundo pré-molar inferior causa inclinação mesial e desvio do primeiro molar permanente e algum desvio distal do primeiro molar decíduo na dentição mista precoce - falta de espaço. Uma vez que a posição de desenvolvimento é ligeiramente lingual em relação à linha da arcada e é impedida de se desenvolver superiormente da forma normal, o segundo pré-molar inferior pode erupcionar no lado lingual ou pode permanecer impactado ou sob o "teto inclinado" formado pelos dois dentes adjacentes.

Orientação anormal dos pré-molares:

O germe do segundo pré-molar nem sempre está na sua posição ideal de desenvolvimento. O germe do pré-molar geralmente inclina-se para distal ou inicia a reabsorção radicular de uma única raiz do antecessor decíduo, deixando a outra raiz intacta.

Infra-oclusão dos segundos molares decíduos:

Estes são relativamente comuns e sabe-se que, na maioria dos casos, se desprendem normalmente, com apenas um pequeno atraso no tempo de esfoliação. No entanto, quando a infra-oclusão é marcada, um deslocamento vertical extremo do sucessor colocado apicalmente estará presente.

Normalmente, independentemente da etiologia, os segundos pré-molares da arcada maxilar irrompem espontaneamente e podem resolver espontaneamente o seu deslocamento palatino. A causa mais comum é a perda de espaço na arcada dentária após a perda precoce do segundo molar decíduo e o deslocamento de dois dentes adjacentes, principalmente os primeiros molares permanentes.

Molares impactados:

Os molares superiores em erupção ficam presos pela bulbosidade distal dos segundos molares decíduos adjacentes, o que é um sinal precoce de apinhamento na dentição mista precoce ou simplesmente devido à inclinação mesial anormal dos primeiros molares. Factores locais

que causam a impactação dos terceiros molares incluem apinhamento, posição ectópica do germe dentário, dentes supranumerários e lesões ósseas ou dos tecidos moles.

De acordo com Andresean e kurol, a falha de erupção do segundo molar pode ser classificada em três eventos etiologicamente, clinicamente e radiograficamente:

1. **Impactação:** causada por um obstáculo físico, basicamente devido à falta de espaço, e que pode provocar uma colisão entre os folículos do segundo e do terceiro molar. A erupção ectópica dos germes dentários e os obstáculos no trajeto eruptivo (dentes extra, odontomas, tumor, quisto, etc.) provocam a impactação.[88]

2. **A retenção primária (dentes não irrompidos ou embutidos)** é definida como a cessação da erupção antes da emergência gengival

sem uma barreira física reconhecível no trajeto de erupção ou erupção ectópica. Este tipo de falha de erupção está por vezes associado a síndromes associadas a síndromes em que a atividade osteoclástica está comprometida.[89]

3. A retenção secundária (submersão, reimpactação, anquilose) é designada como a cessação da erupção após a emergência, sem evidência de uma barreira física no trajeto de erupção ou como resultado de uma posição anormal. Clinicamente, suspeita-se de retenção secundária quando o dente está em infra-oclusão numa idade em que normalmente estaria em oclusão.

Dentes impactados generalizados:

A displasia cleidocraniana é uma doença geral do esqueleto, assim chamada devido às deformações da clavícula (cleido) e do crânio que as pessoas com esta doença têm frequentemente. As caraterísticas comuns são a presença de clavículas parcial ou completamente ausentes e uma mancha mole ou uma área mole maior no topo da cabeça onde a fontanela não se fechou. Os dentes têm uma erupção atrasada e a presença de múltiplos dentes decíduos retidos em excesso.[6] Há também a presença de dentes supranumerários que impedem ainda mais a erupção dos dentes permanentes. Os dentes impactados múltiplos estão normalmente presentes em síndromes. A presença de múltiplos dentes impactados por si só é uma condição rara e é frequentemente encontrada em associação com síndromes como a displasia cleidocraniana, a síndrome de Gardner, a síndrome de Down, a síndrome de Aarskog, a síndrome de Zimmerman-Laband e a síndrome de Noonan.[4]

CLASSIFICAÇÃO DOS DENTES IMPACTADOS

As classificações permitem que o clínico determine a dificuldade de remoção do dente impactado. O fator primário que determina a dificuldade é a acessibilidade, que é determinada pelos dentes adjacentes ou outras estruturas que prejudicam o acesso ou a via de saída. A maioria dos esquemas de classificação baseia-se na análise de uma radiografia.

A classificação é útil para o seguinte:

1) Descreve a posição geral dos terceiros molares impactados.

2) Ajuda a estimar a dificuldade de remoção do dente.

Classificação do terceiro molar mandibular impactado

Índice de Dificuldade de Pederson :[90]

Muito difícil : Pontuação de 7 a 10

Moderadamente difícil : Pontuação de 5 a 7

Minimamente difícil: Pontuação 3 a 4

A partir do quadro seguinte, o índice de dificuldade pode ser calculado da seguinte forma (Quadro 3):

Difficulty index for removal of Impacted mandibular third molars	
Classification angulation	**Difficulty index value**
Mesioangular	1
Horizontal/ Transverse	2
Vertical	3
Distoangular	4
Depth	
Level A	1
Level B	2
Level C	3
Ramus relationship / Space available	
Class I	1
Class II	2
Class III	3

Classificação do inverno :[91]

A classificação baseia-se em:

1) Angulação do molar
2) Profundidade do molar

1. Angulação do molar

De acordo com a posição do terceiro molar impactado em relação ao longo eixo do

segundo molar, podem ainda ser classificados como (Fig: 1):

1. Mesioangular
2. Horizontal / Transversal / Invertido
3. Vertical
4. Distoangular
5. Buccoangular
6. Linguoangular

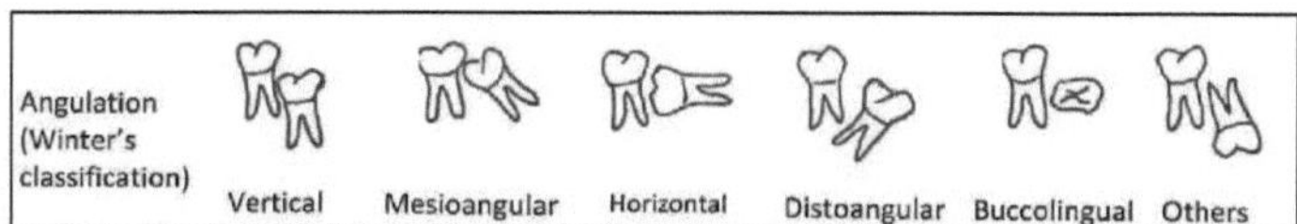

Fig 1: Classificação de Winter de acordo com a angulação dos dentes impactados

Podem ocorrer simultaneamente em:

A. Versão bucal
B. Versão lingual
C. Torsiversão

2. Profundidade do molar

De acordo com a relação com a superfície oclusal do segundo molar adjacente do terceiro molar maxilar e mandibular impactado, a profundidade pode ser avaliada.

1. Posição A: A posição mais elevada do dente está ao nível ou acima da linha oclusal.
2. Posição B: A posição mais elevada situa-se abaixo do plano oclusal, mas acima do nível cervical do segundo molar.
3. Posição C: A posição mais elevada do dente é abaixo do nível cervical do segundo molar.

Classificação de Pell e Gregory :

Pell e Gregory classificaram as inclinações e posições dos terceiros molares com base na relação entre o eixo longitudinal dentário, o plano oclusal e o ramo mandibular ascendente. Estes sistemas têm sido amplamente adoptados e aplicados na prática clínica.

Relação do terceiro molar inferior impactado com o ramo da mandíbula e o segundo molar com base no espaço disponível distal ao segundo molar (Fig. 2).

Classe I

Espaço suficiente disponível entre o bordo anterior do ramo ascendente e a face distal do segundo molar para a erupção do terceiro molar.

Classe II

O espaço disponível entre a borda anterior do ramo e a face distal do segundo molar é menor do que a largura mesiodistal da coroa do terceiro molar. Isto denota que a porção distal da coroa do terceiro molar está coberta pelo osso do ramo ascendente.

Classe III

O terceiro molar está totalmente embutido no osso do ramo ascendente devido à falta absoluta de espaço.

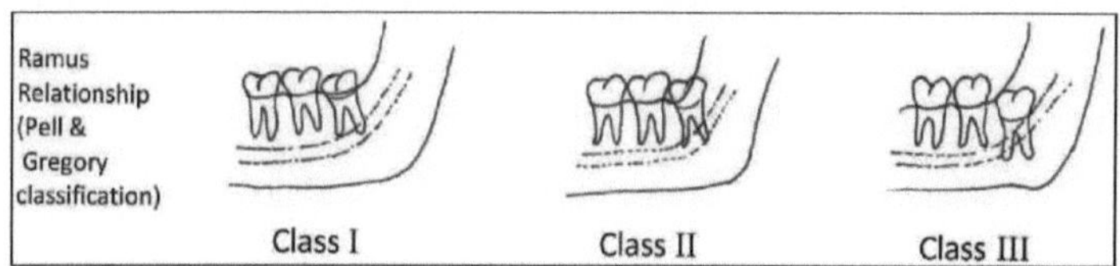

Fig 2: Classificação de Pell e Gregory de acordo com a relação do terceiro molar inferior impactado com o ramo da mandíbula e o segundo molar

Classificação do terceiro molar superior impactado

1. Classificação de Pell e Gregory[92] (Fig. 3):

Nível A
O plano oclusal do dente impactado está ao mesmo nível que o dente adjacente.

Nível B
O plano oclusal do dente impactado está entre o plano oclusal e a linha cervical do dente adjacente.

Nível C
O plano oclusal do dente impactado é apical à linha cervical do dente adjacente.

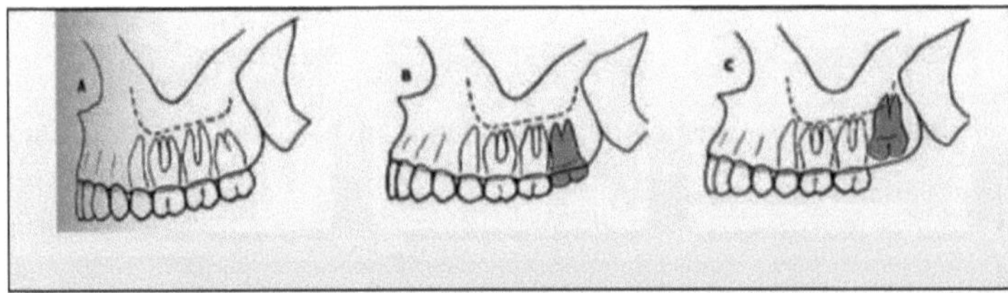

Fig 2: Classificação de Pell e Gregory de acordo com a relação dos dentes impactados com os dentes adjacentes

3. Classificação ArcheCs (1975):

I. O sistema de classificação é baseado na profundidade dos dentes impactados em relação ao segundo molar adjacente (Fig. 4).

a. Mesioangular

b. Distoangular

c. Vertical

d. Horizontal

e. Buccoangular

f. Linguoangular

g. Invertido

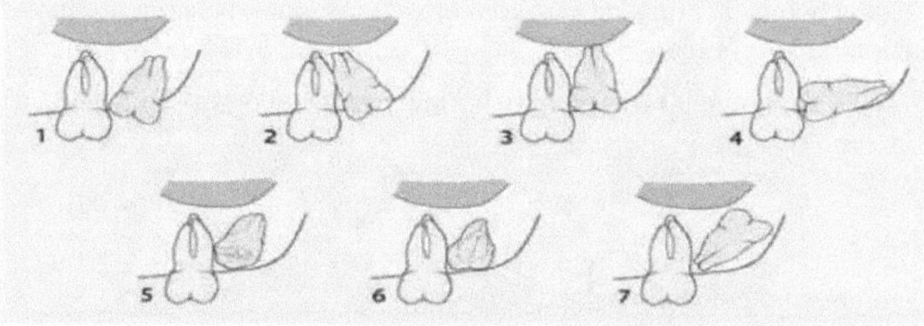

Classification of impaction of maxillary third molars according to Archer (1975).

1 Mesioangular, 2 distoangular, 3 vertical, 4 horizontal, 5 buccoangular, 6 linguoangular, 7 inverted.

Fig 4: Classificação de Archer

II. Em relação ao pavimento do seio maxilar

a. Aproximação do seio (SA)

Não existe osso ou existe uma partição óssea fina entre o terceiro molar superior impactado e o pavimento do seio maxilar.

b. Sem Aproximação do Seio (NSA)

2 mm ou mais de osso está presente entre o fundo do seio e o terceiro molar superior impactado

Classificação do canino maxilar impactado[93]

1. Colocação labial ou palatina do canino maxilar impactado.

2. Posição intermédia

- Coroa entre os incisivos laterais e o pré-molar.

- Coroa acima da ponta da raiz com orientação labial/palatina do incisivo lateral ou pré-molar.

3. Posição aberrante: O canino maxilar impactado encontra-se no seio maxilar ou na cavidade nasal.

Classe I

Canino maxilar colocado palatalmente

A. Horizontal

B. Vertical

C. Semi-vertical

Classe II

Canino maxilar colocado labialmente ou bucalmente

A. Horizontal

B. Vertical

C. Semivertical

Classe III

Envolvendo tanto o osso bucal como o palatino. Por exemplo, a coroa é colocada no osso palatino

e a raiz está na direção do processo alveolar vestibular.

Classe IV

Canino impactado no processo alveolar entre o incisivo e o primeiro pré-molar.

Classe V

Canino impactado na maxila edêntula.

Tabela 4: Classificação do canino mandibular impactado[93]

Labial	Aberrant
Vertical	At inferior border
Oblique	On opposite side
Horizontal	

Classificação dos incisivos centrais superiores impactados

Wang e Hu classificaram os incisivos centrais maxilares impactados através de

... .94

imagens tridimensionais.

Tipo I - Incisivo impactado labialmente

Subdivisões: Impacto labialmente inclinado

Impacto horizontal labial

Labialmente invertido impactado

Tipo II - Incisivo palatino impactado

Subdivisões : Palatalmente inclinado impactado

Impacto horizontal palatino

Tipo III - Incisivo verticalmente impactado

DIAGNÓSTICO DE DENTES IMPACTADOS

A localização correta dos dentes não irrompidos desempenha um papel crucial no tratamento. Pode ajudar a reconhecer o deslocamento do dente na dentição mista para evitar a impactação subsequente. Também ajuda a determinar a viabilidade, bem como o acesso adequado para a abordagem cirúrgica e a direção adequada para a aplicação da força ortodôntica.[94]

Necessidade de diagnóstico:

1. Para determinar a possibilidade de tratamento.

Um bom princípio - nunca extrair um dente bem posicionado para dar lugar a um mal posicionado. Se o dente bem posicionado for preservado, o tempo de tratamento é consideravelmente reduzido e os resultados são mais seguros.

2. Determinar a área para exposição cirúrgica do dente impactado.
3. Para determinar possíveis complicações durante o tratamento.
4. Para determinar a erupção espontânea de um dente impactado - se existirem condições clínicas adequadas.

Métodos de localização de dentes impactados:

Três métodos de localização:

1. Inspeção

A. Estado de erupção dos dentes - Idade de erupção

B. Saliência no processo alveolar - Indica a posição do dente não irrompido

C. Posição dos dentes adjacentes

2. Palpação

A. A protuberância do dente impactado pode ou não ser palpada:

Para se sentir uma "protuberância", o dente deve estar bastante baixo oclusalmente e rodeado por um folículo generoso. Muitos dentes impactados estão posicionados num ângulo tal em relação ao alvéolo que não podem ser bem palpados.

B. O canino decíduo deve ser sempre testado quanto à mobilidade. Se este teste for mesmo ligeiramente positivo, sugerirá que o canino permanente está bastante próximo da trajetória de erupção desejada.

3. Métodos radiográficos

A localização correta do canino superior não irrompido desempenha um papel crucial. Pode ajudar a reconhecer o deslocamento do dente na dentição mista para evitar a impactação subsequente. Também ajuda a determinar a viabilidade, bem como o acesso adequado para a abordagem cirúrgica e a direção adequada para a aplicação da força ortodôntica.

Várias exposições radiográficas, incluindo vistas panorâmicas, vistas periapicais, filmes oclusais, vistas póstero-anteriores e cefalograma lateral podem ajudar a avaliar a posição dos caninos. No entanto, todas estas técnicas ajudam a visualizar o dente em duas dimensões. Assim, foram introduzidas técnicas radiográficas tridimensionais, incluindo a tomografia computorizada (TC) e a tomografia computorizada de feixe cónico (CBCT).[106]

Radiografia qualitativa:

1. Radiografias periapicais intra-orais

A. Técnica do ângulo de bissecção

B. Técnica de ligação em paralelo

Vantagens:

A. Simples, exato, informativo

B. Boa qualidade de resolução, boa nitidez

C. Pode visualizar o estádio de desenvolvimento da raiz, a presença e o tamanho do folículo, a reabsorção da coroa e da raiz e a obstrução dos tecidos duros - supranumerários e odontomas, suporte ósseo dos dentes adjacentes.

Desvantagens:

A. Imagem bidimensional

B. Nenhuma informação no plano buco-lingual

2. Radiografias oclusais

Fornece informações sobre os planos antero-posterior e transversal, mas não sobre o plano vertical.

Radiografias oclusais verdadeiras da mandíbula (Fig. 5):

A cabeça é inclinada para trás. O feixe central de raios X passa perpendicular à película e a película mantida entre os dentes, no plano oclusal.

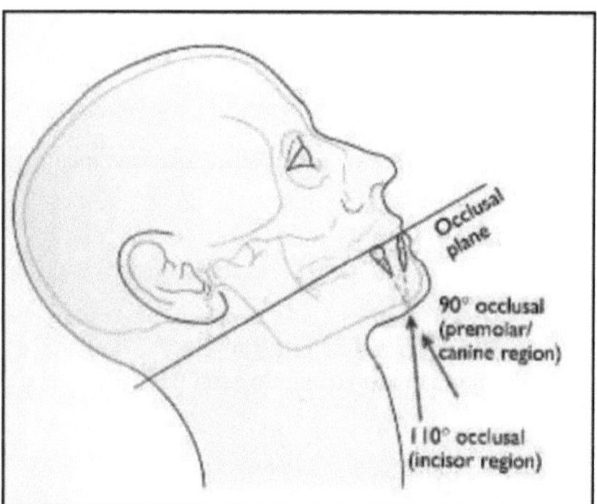

Fig. 5: Vista oclusal verdadeira da mandíbula

Vantagens:

A. Fornece informação buco-lingual do dente impactado e de quaisquer estruturas associadas num plano perpendicular ao da película periapical.

B. Representa todos os dentes posteriores em secção transversal.

Desvantagens:

A. Pouco pormenor devido à espessura do osso atravessado pelo feixe de raios X, a não ser que exista expansão devido a um quisto grande ou a um dente deslocado buco-lingualmente.

Radiografia oclusal anterior do maxilar (Fig. 6):

Na arcada maxilar, o nariz e a testa interferem com o posicionamento do tubo de raios X, perto da área a ser visualizada. Assim, a melhor posição é semelhante à da projeção periapical utilizando a técnica do ângulo bissectante, exceto que a película oclusal é colocada mais inclinada.

Vantagens:

Bom pormenor porque o raio central atravessa uma menor espessura do osso.

Desvantagens:

Diminui o comprimento real da raiz, ou seja, faz com que a imagem do dente seja encurtada devido ao ângulo acentuado.

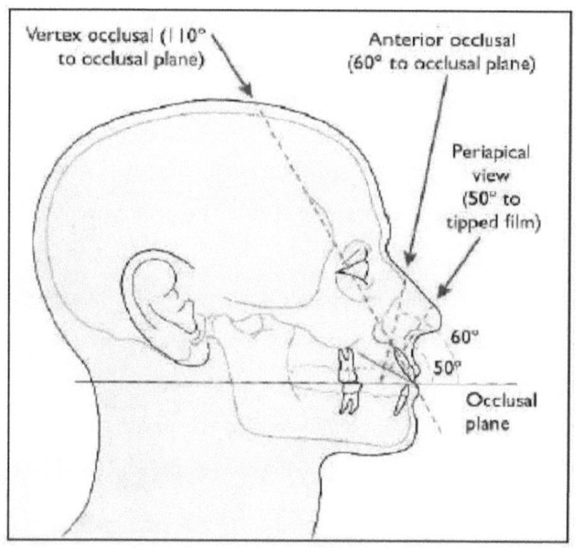

Fig. 6: Posição do filme de inclinação incisal e feixe central de raios X, diferenciando a vista periapical, a vista oclusal anterior e a vista oclusal do vértice.

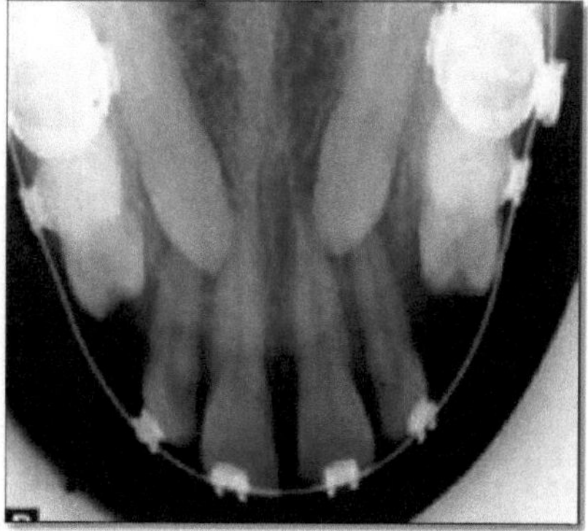

Fig. 7: Vista oclusal de um vértice verdadeiro

O feixe central de raios X é feito passar paralelamente ao longo eixo do incisivo central, colocando o tubo de raios X sobre o vértice do crânio.

Vantagens:

A. Todos os dentes anteriores vistos em corte transversal como pequenos círculos com um pequeno círculo concêntrico no centro denotando a câmara pulpar.

B. Qualquer dente que não seja paralelo aos vizinhos é visto como elíptico, com uma secção transversal oblíqua que representa um eixo longo inclinado.

C. O dente está no plano horizontal ao longo do palato - a todo o comprimento, juntamente com a orientação mesio-distal e buco-lingual exacta da raiz e da coroa no plano horizontal.

Desvantagens:

A. Necessita de uma longa exposição; o movimento do paciente pode estragar a película.

B. Não há informações sobre a altura relativa do objeto no alvéolo.

C. Fraco detalhe devido à sobreposição de várias estruturas anatómicas na área.

D. Dose absorvida de radiação em vários órgãos radiossensíveis: Cérebro, pituitária, glândulas salivares, glândula tiroide e cristalino do olho.

3. Radiografias extra-orais:

I. Radiografias panorâmicas (Fig. 8):

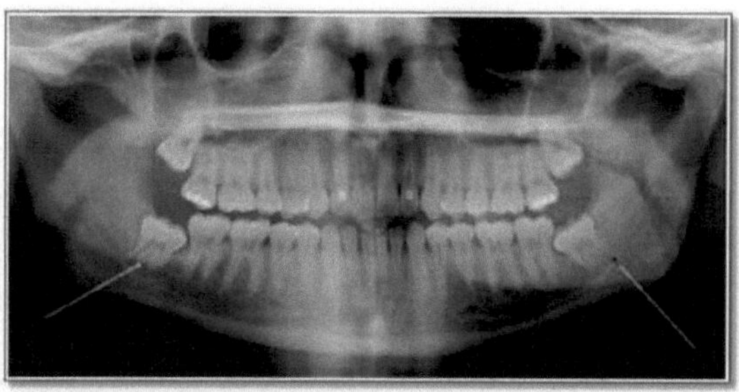

Fig. 8: Uma radiografia panorâmica mostrando terceiros molares impactados

Proporciona um exame rápido dos dentes e maxilares, desde a articulação temporomandibular de um lado até à articulação temporomandibular do outro lado.

Vantagens:

A. Rápido e simples

B. Podem ser observados os maxilares, os dentes e ambas as articulações temporo-mandibulares.

C. Fornece a informação mais qualitativa, para servir de ponto de partida para outras vistas radiográficas.

D. Fornece informações qualitativas

E. Ajuda a detetar qualquer lesão óssea, bem como a sua extensão.

Desvantagens:

A. Falta de pormenores.

B. Sujeito a erros devido à ampliação.

II. Radiografias cefalométricas laterais verdadeiras:

Esta radiografia é normalmente efectuada antes de um procedimento ortodôntico. Nesta técnica, a película oclusal é mantida contra a bochecha e deve estar paralela ao plano sagital. Os raios X são direcionados horizontalmente, paralelos ao plano oclusal, a partir do lado oposto da face e em ângulo reto em relação à película.

As vistas laterais fornecem informações sobre a localização antero-posterior e vertical do objeto, mas não no plano buco-lingual e nas posições mesio-distais da coroa e do ápice.

III. **Radiografias cefalométricas póstero-anteriores** (Fig. 9):

Fornece informações sobre a posição vertical e a relação buco-lingual, mas não no plano antero-posterior.

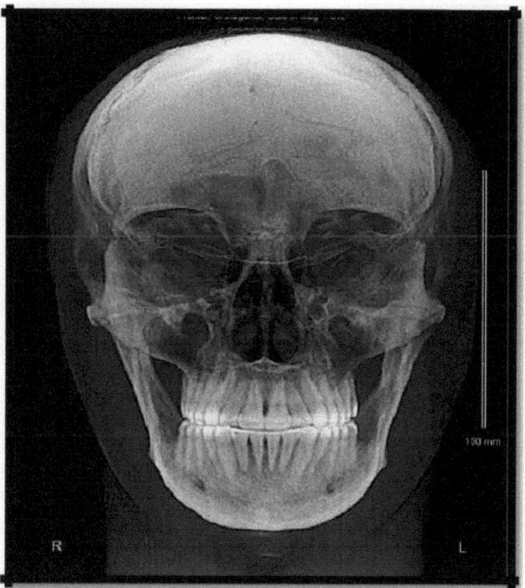

Fig. 9: Radiografias cefalométricas posteriores e anteriores

IV. **Radiografias laterais** (Fig. 10):

As radiografias fornecem informações sobre a localização vertical, buco-lingual, mesio-distal da coroa e da raiz, o grau de inclinação no eixo longo do dente impactado, a relação e os dentes adjacentes.

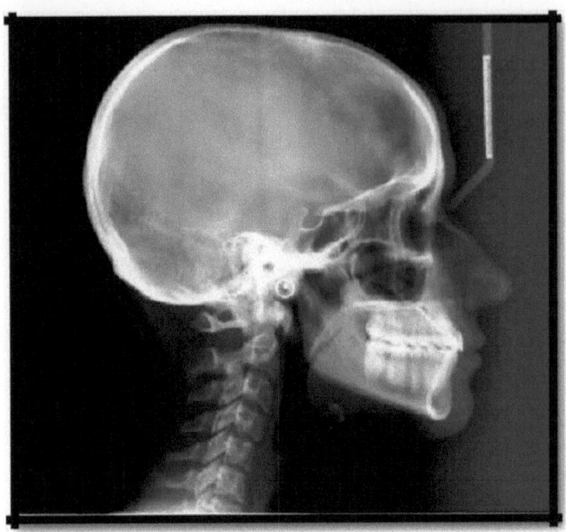

Fig. 10: Radiografia lateral

Diagnóstico tridimensional das posições dentárias:

As radiografias são imagens bidimensionais de objectos tridimensionais e têm um valor limitado quando é necessária a visualização em três planos do espaço.

I. Método de paralaxe

[Introduzido por Clark[105] (1910) para localizar dentes impactados.

II. Princípio

A técnica de paralaxe utiliza o movimento aparente da imagem de um objeto em relação à imagem do objeto de referência causado pela alteração das angulações dos feixes de raios X[98] . O objeto de referência é normalmente a raiz de um dente adjacente. A imagem do dente que está mais afastado do tubo de raios X move-se na mesma direção que o tubo, enquanto a imagem do dente mais próximo do tubo se move na direção oposta ao tubo **[SLOB: Same lingual, opposite buccal].**

Se a imagem do dente impactado se mover na mesma direção que o tubo se move, então o dente é lingual em relação ao dente de referência. Se a imagem do dente impactado se mover na direção oposta à do tubo, então o dente é vestibular em relação ao dente de referência.

Desenvolvimento do método

Clark utilizou duas radiografias periapicais com deslocamento no plano horizontal. Richards adaptou a técnica para deslocar o tubo no plano vertical.

Keur (1986) introduziu duas alterações no plano vertical:

a) Utilização de duas radiografias oclusais em vez de radiografias periapicais.

b) Utilização de radiografias panorâmicas juntamente com radiografias oclusais para o deslocamento vertical do tubo.

a) Utilização de duas radiografias oclusais em vez de periapicais

radiografias Vantagens:

1. As radiografias oclusais cobrem uma área maior

2. O tubo pode ser movido muito mais durante duas exposições - a mudança na imagem do dente impactado é mais fácil de determinar

3. Dente impactado visto na totalidade

b) Utilização de radiografias panorâmicas juntamente com radiografias oclusais para o deslocamento vertical do tubo.

Em 1986, Keur descreveu um deslocamento vertical do tubo (VTS) utilizando uma radiografia panorâmica rotacional (PR) e uma radiografia oclusal. Uma vez que uma radiografia panorâmica é frequentemente efectuada como radiografia inicial, esta combinação de radiografias requer apenas uma exposição adicional, a radiografia oclusal. O tubo da radiografia panorâmica está, de facto, posicionado atrás da cabeça num ângulo de -7° em relação ao plano oclusal, e a película está à frente da cabeça. No entanto, para ajudar na interpretação da VTS, o tubo pode ser considerado como estando à frente da cabeça num ângulo efetivo de +7°, porque a relação da imagem do canino com a imagem do incisivo lateral não é alterada. A radiografia oclusal é realizada num ângulo de +60° a 65° em relação ao plano oclusal, ou seja, existe uma diferença efectiva de 53° a 58° entre a realização das duas radiografias. A imagem dos dentes impactados que está mais afastada do tubo de raios X move-se na mesma direção que o tubo.

Significado da distância

Quanto maior for a distância entre o dente afetado e o seu dente de referência, maior será o deslocamento da imagem do dente afetado com um determinado movimento do tubo de raios X - mais fácil será a localização.

Com uma determinada distância entre o dente impactado e o dente de referência, uma maior quantidade de movimento do tubo resulta num maior deslocamento da imagem no raio-X - mais fácil a localização.

Ericson e Kurol[22] em 1988 definiram um número de sectores para denotar diferentes tipos de impactação canina (Fig. 11).

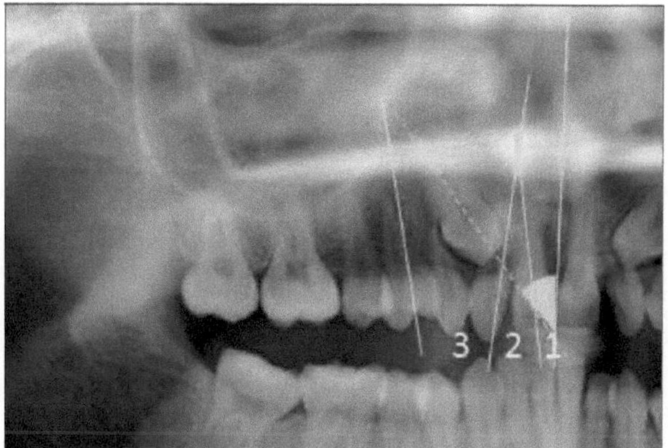

Fig. 11: As radiografias que denotam o método de sector para diferentes tipos de impactação de caninos

i. Setor 1: se a ponta da cúspide do canino estiver entre a linha mediana interincisiva e o longo eixo do incisivo central,

ii. Setor 2: se o pico da cúspide do canino se situar entre os eixos maiores do lateral e do central,

iii. Setor 3: se o pico da cúspide do canino estiver entre o eixo maior do lateral e do primeiro pré-molar.

Utilizaram o ângulo α para representar o ângulo formado entre a linha média do interincisivo e o eixo longo do canino e 'd' como a distância perpendicular do pico da cúspide do canino impactado em relação ao plano oclusal. A localização através de métodos sectoriais tem um valor mais prognóstico do que diagnóstico.

O risco de reabsorção da raiz do incisivo lateral aumenta em 50 % se a cúspide do canino pertencer ao sector 1 ou 2 e se o ângulo α for superior a 25°. A duração do tratamento é mais longa se o canino se encontrar no sector 1, e mais curta se pertencer ao sector 3, em relação ao sector 2. A necessidade de tratamento e o grau de dificuldade do tratamento aumentam à medida que este ângulo aumenta.

III. Vistas radiográficas em ângulo reto

As radiografias efectuadas em ângulos rectos entre si podem ser utilizadas para localizar o dente impactado. Envolve duas radiografias tiradas em ângulo reto entre si para que o canino possa ser localizado em três dimensões, por exemplo, crânio lateral e cefalograma póstero-anterior[9] 9, ou crânio lateral e radiografia panorâmica.[100] Esta técnica aumenta significativamente a exposição à radiação. No entanto, a película interaoral é frequentemente necessária para verificar a patologia à volta da coroa do canino e no ápice do incisivo lateral.[101]

A combinação dos resultados de quaisquer duas das radiografias produz uma localização tridimensional do dente impactado.

Padronização: Ajuda a localizar o dente impactado dentro dos limites de três planos de espaço.

IV. Tomografia computorizada

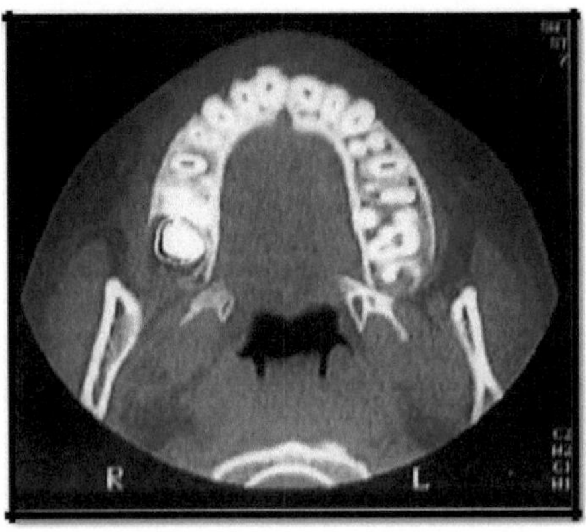

Fig. 12: As secções de TC

A tomografia computorizada é um método que permite efetuar radiografias seriadas nítidas a uma profundidade graduada em qualquer parte do corpo humano. A utilização da tomografia computorizada foi sugerida para identificar a posição exacta do canino impactado palatino, particularmente quando se suspeita de reabsorção radicular do incisivo lateral.

Através da visualização de "fatias" de radiografias seriadas do maxilar, a relação do dente impactado com os dentes adjacentes, nos três planos do espaço, pode ser avaliada com exatidão, assim como as posições da coroa e do ápice e a inclinação do eixo longo do dente.

Vantagens:

1. Pode aceder à inclinação do longo eixo do dente impactado
2. Informação em três dimensões do espaço
3. Localização do dente impactado em relação aos dentes adjacentes
4. Único método exato para detetar a reabsorção radicular precoce das superfícies bucal e palatina

Desvantagens:

1. Grande dose de radiação
2. Caro
3. Disponibilidade limitada

Faber et al[9] 6 apresentaram um novo método de diagnóstico utilizando a tomografia computorizada com prototipagem rápida. Os estudos tomográficos permitiram uma boa visualização da relação espacial entre as estruturas anatómicas. No entanto, mesmo quando uma reconstrução 3-D é obtida, a análise pelo ortodontista e pelo cirurgião-dentista ainda é limitada porque as imagens 3-D são vistas como 2-D no filme e nos ecrãs de computador.

V. Tomografia Computorizada de Feixe Cónico (CBCT)

A tomografia computorizada (TC) convencional (ou médica) foi desenvolvida em 1972 pelo engenheiro inglês Hounsfield e pelo físico americano Comark. Representou um grande progresso e, por essa razão, os seus criadores foram reconhecidos com o Prémio Nobel da Medicina em 1979.

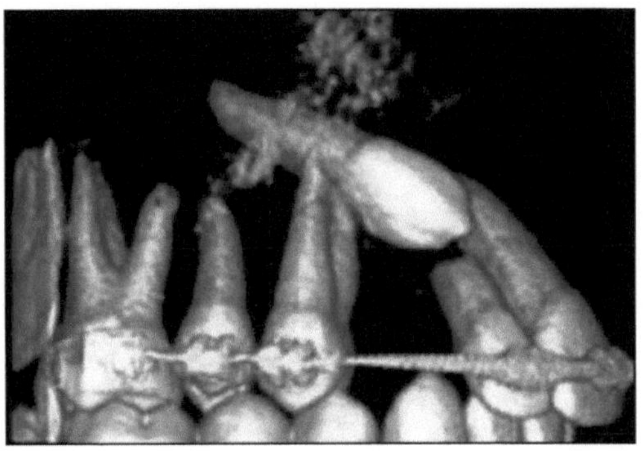

Fig. 13: A imagem de CBCT mostra o canino maxilar permanente impactado

.

Apesar dos avanços, a TC convencional tem sido aplicada na Odontologia com restrições devido às altas doses de radiação, ao tamanho excessivo do aparelho, à necessidade de o paciente estar em posição supina durante a tomada e ao seu custo. No final da década de 90, os avanços tecnológicos levaram a uma nova versão que atendia às necessidades das regiões odontológica e maxilofacial e ficou conhecida como Tomografia

Computadorizada de Feixe Cônico (TCFC).

Tal como o nome sugere, a CBCT produz radiação sob a forma de um cone que roda em torno do paciente para obter dados volumétricos. Uma quantidade específica de raios X absorvidos corresponde a uma estrutura cuboide tridimensional, denominada voxel, correspondente ao pixel nas imagens bidimensionais. A construção volumétrica computorizada é obtida através da utilização de algoritmos de software para reproduzir a imagem tridimensional (3-D) em alta resolução. Para tirar o máximo partido da informação fornecida pela CBCT, é necessário interpretar as imagens volumétricas numa escala 3-D. Essa técnica permite aos clínicos descrever e avaliar patologias, deformidades e impactações com maior detalhe e precisão.[9] 5 O modelo tridimensional deve ser reprodutível e facilmente aplicado a diferentes indivíduos, permitindo ao cirurgião e ao ortodontista determinar a melhor abordagem clínica para o tratamento dos caninos impactados.

A dose de radiação emitida pela TCFC depende do campo de visão pretendido, do tempo de exposição, da quilovoltagem e da miliamperagem, mas foi referido que corresponde a aproximadamente 20 % de uma TC convencional e é equivalente à exposição completa de radiografias periapicais.

O diferencial na TCFC é também a possibilidade de fotografar em tamanho real nos três planos do espaço, ao contrário das radiografias bidimensionais que projetam a imagem das estruturas em um único plano, muitas vezes distorcido e sobreposto. A literatura é rica em aplicações clínicas para a TCFC. Na ortodontia, permite a visualização de dentes impactados, a deteção de reabsorção radicular, anquilose e fratura dentoalveolar, a avaliação da altura e do volume ósseo, a investigação da articulação temporo-mandibular e das vias aéreas superiores, a determinação precisa das discrepâncias dente-osso em dentes não irrompidos e o diagnóstico de patologias. Os clínicos podem localizar dentes impactados utilizando técnicas avançadas de imagiologia tridimensional. A tomografia computorizada de feixe cónico (CBCT) pode identificar e localizar com precisão a posição dos dentes impactados. A TCFC é precisa nas medições do comprimento da raiz, com um elevado nível de reprodutibilidade. As medições lineares e angulares na TCFC

125

imagens foram consideradas precisas em indivíduos com impactação canina.

Ao utilizar esta técnica de imagiologia, os dentistas também podem avaliar quaisquer danos nas raízes dos dentes adjacentes e a quantidade de osso que rodeia cada dente. No entanto, o aumento do custo, tempo, exposição à radiação e questões médico-legais associadas à utilização da CBCT limitam a sua utilização de rotina. As máquinas de feixe cónico actuais examinam os pacientes em três posições possíveis: sentado, de pé e em posição supina. Todos conhecem bem as imitações de uma radiografia panorâmica, uma vez que se trata de uma projeção de um objeto tridimensional (3D) numa vista bidimensional, o que acaba por resultar em distorção, sobreposição e perda da informação necessária.[126]

Vantagens da TC de feixe cónico em medicina dentária:

1) Tempo de digitalização rápido
2) Limitação do feixe
3) Precisão da imagem
4) Redução da dose de radiação no paciente
5) Renderização de volumes tridimensionais

Limitações da tomografia computorizada de feixe cónico:

1) Artefactos

a. Artefactos do feixe de raios X

b. Artefactos relacionados com o doente

c. Artefactos relacionados com o scanner

d. Artefactos relacionados com o feixe cónico

2) Ruído de imagem

3) Contraste fraco dos tecidos moles

4) Aumento do custo

5) Exposição a radiações

6) Questão médico-legal

V) Imagiologia por Ressonância Magnética

Lautebur descreveu a primeira imagem de RM em 1973, e Mansfield desenvolveu a utilização do campo magnético e a análise matemática dos sinais para a reconstrução da imagem. A imagiologia por RM foi desenvolvida para utilização clínica por volta de 1980, e Lauterbur e Mansfield receberam o Prémio Nobel da Fisiologia e Medicina em 2003.

A tridimensionalidade e a ausência de radiação ionizante fazem da RM uma ferramenta flexível e segura para o planeamento de tratamentos ortodônticos e cirúrgicos. Os resultados deste trabalho demonstram que a RM é adequada para a localização tridimensional de dentes impactados em crianças e adultos. Não é necessário nenhum agente de contraste externo, devido ao contraste natural entre os dentes, que são invisíveis na RM clínica, e os tecidos circundantes que dão sinal, como a medula óssea na maxila e mandíbula, gengivas, língua, bochechas e saliva presentes na cavidade oral.[102]

Para além da localização tridimensional dos dentes, a RM mostra potencial para fornecer outras informações de diagnóstico valiosas, tais como informações sobre a reabsorção radicular. Devido à sobreposição de estruturas anatómicas nas radiografias convencionais, o diagnóstico da reabsorção radicular é muitas vezes complicado, o que leva a resultados falsos negativos em cerca de 51,9% dos casos.[103] Todas as três técnicas de visualização por RM avaliadas (três vistas transversais, vista panorâmica em corte curvo e renderização tridimensional) permitiram a avaliação da posição e angulação dos dentes impactados.

As indicações para a utilização da RMN e da imagiologia 3D em ortodontia incluem geralmente uma posição espacial pouco clara dos dentes impactados, a sobreposição de estruturas dentárias e uma possível reabsorção radicular. A RM tem a particularidade de permitir a realização de exames repetitivos em qualquer faixa etária, sem a necessidade de considerar a exposição à radiação. As contra-indicações para a RM são as mesmas que para qualquer exame de RM e incluem pacemakers cardíacos, desfibrilhadores cardíacos implantados, clips de aneurisma, neuroestimuladores, corpos estranhos metálicos nos olhos, etc. Em comparação com o diagnóstico convencional de dentes impactados baseado em raios X, a RM oferece a vantagem da morfologia volumétrica completa acompanhada pela eliminação total da radiação ionizante, o que é particularmente relevante para exames repetidos do grupo pediátrico.[102]

Vantagens :[104]

1. Melhor resolução de contraste de tecidos moles.
2. A imagiologia por RM não envolve qualquer radiação ionizante.
3. A imagiologia por RM é controlada com uma bobina de gradiente, sendo possível a imagiologia multiplanar direta sem reorientar os doentes.

Desvantagens :[104]

1. Tempos de imagem relativamente longos.
2. Perigos potenciais impostos pela presença de metais ferromagnéticos na proximidade do íman de imagiologia.
3. Os metais utilizados na restauração dentária ou na ortodontia podem distorcer a imagem na sua proximidade.
4. Os doentes com claustrofobia podem sentir-se desconfortáveis quando posicionados numa máquina de imagiologia por RM.

VI. Prototipagem rápida

Os estudos de TC permitem uma boa visualização da relação espacial entre as estruturas anatómicas. No entanto, mesmo quando se obtém uma reconstrução 3-D, a análise pelo ortodontista e pelo cirurgião dentista continua a ser limitada: As imagens tridimensionais são vistas como bidimensionais (2-D) no filme e no ecrã do computador. Essa limitação pode ser superada com o uso da TC para a confeção de um modelo por meio da prototipagem rápida. Esta técnica inclui várias tecnologias que utilizam dados de ficheiros de desenho assistido por computador para produzir modelos físicos e dispositivos através de um processo de adição de material.

A modelagem dentária por meio da prototipagem rápida foi um método auxiliar eficiente no diagnóstico, no planejamento do tratamento ortodôntico e na comunicação com esse paciente e com o cirurgião orofacial. A tecnologia de prototipagem rápida possibilitou a confeção de um acessório para erupção forçada de dentes impactados. A modelagem dentária por prototipagem rápida pode se tornar o procedimento diagnóstico de escolha na avaliação de dentes impactados.[96]

TRATAMENTO DE DENTES IMPACTADOS

Objectivos da exposição cirúrgica

1. Para confirmar o diagnóstico e determinar a possibilidade de movimentação dentária ortodôntica.

2. Expor a coroa do dente afetado o suficiente para colar a fixação na superfície visível da coroa.

3. Remoção de osso mínimo para expor a coroa do dente impactado.

4. Preservação da integridade dos tecidos moles e duros, ou seja, do periodonto.

5. Eliminar o saco folicular.

6. Eliminar lesões dos tecidos moles, por exemplo, tecido cicatricial

7. Eliminar obstruções de tecidos duros, por exemplo, dentes supranumerários, odontomas, dentes decíduos residuais, dentes decíduos anquilosados.

8. Eliminar quaisquer lesões patológicas associadas ao dente impactado, por exemplo, quistos.

Intervenção cirúrgica

Vários procedimentos cirúrgicos têm sido sugeridos na literatura.

A utilização de electrocauterização ou lasers está contra-indicada, uma vez que provocam danos nos tecidos moles.

São utilizados bisturis/lâminas cirúrgicas para efetuar os procedimentos cirúrgicos.

São utilizados os seguintes métodos cirúrgicos:

I. Intervenção cirúrgica sem tratamento ortodôntico

Este método é mais útil quando o canino tem uma inclinação axial correta e
não precisa de ser verticalizado durante a sua erupção. O progresso da erupção do canino deve ser monitorizado através de radiografias com a utilização de pontos de referência, como um dente adjacente ou o fio da arcada.

Apenas exposição

Indicações:

1. Dente superficial, palpável sob a gengiva protuberante.
2. Extração precoce do antecessor decíduo realizada enquanto o botão imaturo do dente permanente se encontra profundamente no osso e não está pronto para a erupção. A cicatrização resulta em cicatrização do tecido mole, de modo que o dente não consegue penetrar na mucosa espessa.

A remoção da cobertura fibrosa da mucosa ou a incisão e ressutura para deixar as bordas incisais expostas geralmente levam a uma erupção bastante rápida do dente impactado pelo tecido mole. Quanto mais o dente se projecta no tecido mole, menor é a probabilidade de reenterrar o dente no tecido mole em cicatrização e mais rápida é a erupção.

Exposição com embalagem

Indicações:

Quando o dente é menos superficial, necessita de uma exposição mais radical, e pode necessitar de um pack para evitar que os tecidos voltem a recobrir o dente. A retenção excessiva de um dente decíduo com um dente permanente impede a sua erupção. Os dentes decíduos devem ser extraídos, mas devem ser tomadas medidas para encorajar a erupção rápida dos dentes permanentes.

Muitos desses dentes permanentes com erupção atrasada estão anormalmente baixos no alvéolo e correm o risco de serem reenterrados pelo tecido de cicatrização do alvéolo evacuado do dente decíduo. Por conseguinte, a coroa do dente deve ser exposta no seu diâmetro mais largo e deve ser colocada uma bolsa cirúrgica ou periodontal sobre ela e suturada no local durante 2-3 semanas. Isto irá encorajar a epitelização dos lados da

e, de um modo geral, impedem a formação de novo osso sobre o dente não irrompido.

Exposição com compressa de pressão

Indicações:

A impactação mesial ligeira do segundo molar permanente inferior por baixo da bulbosidade distal do primeiro molar permanente é uma condição que responde frequentemente apenas à intervenção cirúrgica e ao tamponamento. Isto envolve a exposição da superfície oclusal do dente e a colocação deliberada de algum tipo de tampão na área entre os dois dentes, deixando-o lá durante duas a três semanas.

Durante este tempo, a pressão conseguirá frequentemente provocar um movimento distal do molar impactado, que poderá então irromper mais livremente quando o pacote for removido.

A intervenção cirúrgica sem tratamento ortodôntico tem o seguinte:

Vantagens

1. Não há necessidade de tratamento ortodôntico.
2. Falha na ligação - não necessita de cirurgia.

Desvantagens

1. Erupção espontânea mas lenta, o que aumenta o tempo de

tratamento.

2. Incapacidade de influenciar a trajetória de erupção do dente impactado.

3. Cicatrização secundária com formação de tecido de granulação, pelo que pode haver maior risco de infeção.

4. Mais desconforto.

5. Maior exposição óssea, o que resulta numa má condição periodontal.

6. Visitas frequentes para mudar as embalagens.

7. Mau gosto e cheiro na boca.

II. Intervenção cirúrgica com tratamento ortodôntico

Envolve uma abordagem de equipa que inclui o ortodontista e o cirurgião oral (cirurgião oral - para o procedimento cirúrgico e ortodontista - para a colagem dos acessórios e para aplicar forças de tração).

Em geral, são recomendadas duas abordagens no que diz respeito ao momento de colocar o anexo:

1. **Lewis**[107] preferiu uma abordagem em duas etapas: Em primeiro lugar, o canino é descoberto cirurgicamente e a área é embalada com um penso cirúrgico para evitar o preenchimento dos tecidos à volta do dente. Após a cicatrização da ferida, no prazo de 3 a 8 semanas, o penso é removido e é colocado um acessório no dente impactado.

2. O segundo método é uma abordagem numa só etapa, ou seja, o acessório é colocado no dente no momento da exposição cirúrgica. Esta abordagem é particularmente recomendada para dentes impactados palatalmente.

Técnicas cirúrgicas para expor os tecidos afectados dentes 1. a incisão circular (Fig. 14)

Uma incisão circular expõe a cripta óssea da coroa do dente impactado, que é perfurada para expor a coroa do dente impactado. Esta pode ser efectuada no sulco mucoso, imediatamente por cima da coroa, para expor a cripta óssea imediatamente por baixo. Para o efeito, todo o procedimento cirúrgico seria inevitavelmente realizado acima da gengiva aderente.

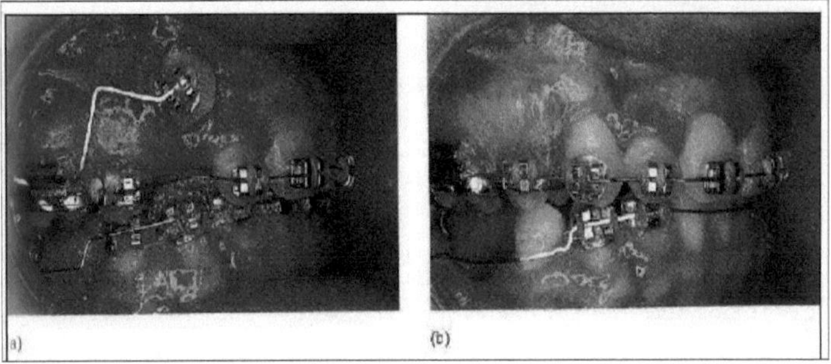

Fig. 14: (a) Um canino vestibular alto exposto por incisão circular da mucosa do sulco. (b) Após o alinhamento, a mucosa oral é fixada diretamente à gengiva.

Do ponto de vista cirúrgico, será fornecido um acesso adequado para permitir a colagem de um acessório. Do ponto de vista do ortodontista, a aplicação de forças extrusivas leves de boa amplitude não apresenta dificuldades particulares, e a redução da impacção pode ser muito rápida.

Embora isso possa satisfazer as exigências cirúrgicas e ortodônticas, o resultado periodôntico será pobre, e haverá uma coroa clínica alongada. A faixa de gengiva aderida será virada para palatino em relação ao dente alinhador, o que pode criar um fator de recidiva da posição vestibular no final do tratamento. Na face vestibular, o dente será revestido com a mucosa oral fina, o que oferece uma má perspetiva a longo prazo em condições de função normal para o canino totalmente corrigido.

Em muitos desses casos, a erupção pode ocorrer naturalmente, com o dente emergindo através da mucosa do sulco e acima da gengiva anexa. É necessário um tratamento imediato para que estes dentes adquiram um ambiente periodontal normal. O método de incisão circular não oferece solução para isso.

Vantagens:

1. Proporciona um acesso adequado à fixação da coroa do dente impactado.[108]
2. Aplicação de uma boa gama de forças para a erupção ativa do dente impactado.
3. A redução da impactação é rápida; pode ocorrer erupção espontânea.

Desvantagens:

1. O método de erupção aberta cria um mau resultado periodontal.
2. Exposição óssea marginal - perda de fixação - recessão gengival - coroa alongada.
3. Tendência para a recidiva - devido à deslocação da gengiva aderente.

2. Retalho cirúrgico reposicionado apicalmente (Fig.15)

Introduzido por Vanarsdall e Corn[109] para tratamento de dente impactado que

oferece uma abordagem adequada para a aplicação de tração ortodôntica diretamente no fio.

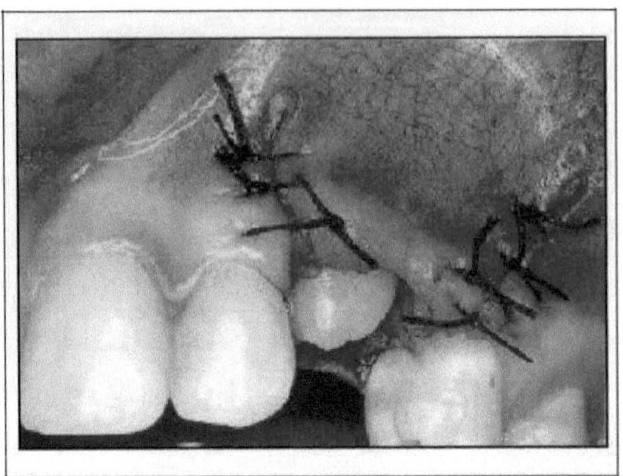

Fig. 15: Retalho cirúrgico reposicionado apicalmente

O retalho mucogengival é levantado a partir da crista da crista que inclui a gengiva anexa. Se um canino decíduo estiver presente, o retalho é desenhado para incluir toda a área de gengiva vestibular que o investe, e o próprio dente decíduo é extraído. Em ambos os casos, o retalho é destacado do tecido duro subjacente até ao sulco, para expor o canino. O retalho é então suturado à face vestibular da coroa do canino permanente, para cobrir o periósteo desnudado e sobrepor-se à porção cervical da coroa, enquanto o restante da coroa permanece exposto. A erupção subseqüente do dente é acompanhada pela cicatrização do tecido gengival e, quando o dente assume sua posição final na arcada, ele é revestido por uma boa largura de gengiva aderida.

Quando não tratados, os dentes palpáveis não irrompidos podem levar muitos meses para romper a mucosa e alcançar suas posições finais. Quando um retalho reposicionado apicalmente é realizado, a erupção é acelerada. Além disso, com o tecido mole suturado aplicando alguma pressão no lado vestibular do dente e assumindo que há espaço na vizinhança imediata, um deslocamento vestibular pode ser reduzido espontaneamente.

Vantagens:

1. O dente pode erupcionar espontaneamente - o tecido mole suturado exerce pressão sobre o dente

2. Dente impactado exposto ao ambiente oral - acessível para colagem de um acessório, caso não ocorra a erupção espontânea

Desvantagens:

1. Exposição do dente - dor e tendência para sangrar - paciente avesso a medidas de higiene oral - mau prognóstico periodontal.

2. Erupção ativa - o dente é puxado incisalmente - juntamente com o tecido gengival de cicatrização - é esticado em direção à crista alveolar - tendência para recidiva quando as forças são libertadas.

3. A cicatrização do tecido gengival adjacente à mucosa alveolar produz bandas de tecido mole de cicatrização gengival.

4. Resultados estéticos fracos.

Num estudo mais recente, **Vermette**[11] encontrou vários inconvenientes em relação aos resultados estéticos e periodontais da técnica de retalho reposicionado apicalmente para caninos vestibulares, que não tinham sido relatados anteriormente. Em casos tratados e afectados unilateralmente, o comprimento da coroa clínica era maior do que o lado de controlo não tratado e era frequentemente produzida uma margem gengival irregular e inestética. Também se registou um grau de perda de inserção e perda óssea na superfície labial, que foi considerada como possivelmente relacionada com um maior potencial de acumulação de placa bacteriana que o procedimento encorajava.

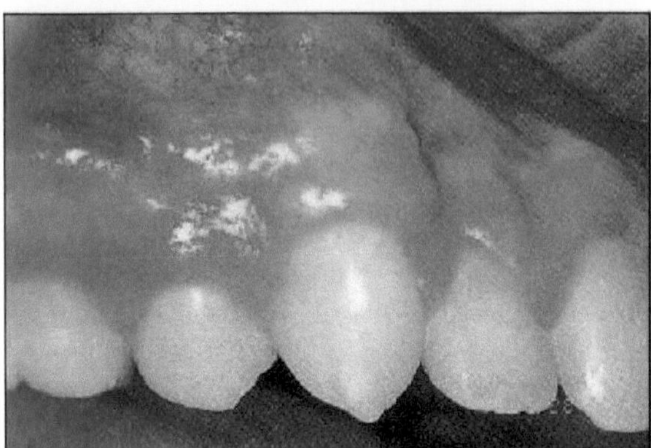

Fig. 16: Margem gengival irregular e inestética, bandas de cicatrização gengival e uma coroa clínica longa, após o reposicionamento apical do retalho que cobria este canino anteriormente impactado a nível bucal.

Vermette (1995)[11] também relatou uma recidiva ortodôntica vertical em 61% dos dentes que haviam sido erupcionados com aparelhos ortodônticos, após o término do tratamento. Eles especularam que a razão para isso é que, após o reposicionamento apical, o tecido gengival cicatriza na mucosa adjacente, produzindo bandas de tecido mole de cicatrização gengival. Quando o dente é puxado incisalmente, esta mucosa é esticada para baixo com ele, em direção à crista alveolar. Isto leva a uma tendência de recidiva quando as forças são libertadas. No entanto, a fixação periodontal não foi afetada em comparação com o controlo não operado.

Indicações:

Dentes impactados labialmente

Contra-indicações :

Se o dente impactado estiver alto no sulco, o retalho posicionado apicalmente - deixa-o largo área de osso exposta ao ambiente oral

3. Fecho completo da aba (Fig.17)

O procedimento de encerramento total do retalho foi descrito por **McBride**[110] , e pode ser utilizado independentemente da altura do canino. Um retalho cirúrgico vestibular é então levantado tão alto quanto necessário para expor o canino não irrompido. Um acessório é então colado ao dente, e o retalho é totalmente suturado de volta ao seu lugar anterior. Um fio de ligadura inoxidável torcido, que foi enfiado através do acessório, é então puxado inferiormente e através dos bordos suturados do retalho substituído, na crista do rebordo, ou através do alvéolo deixado vago pelo canino decíduo extraído.

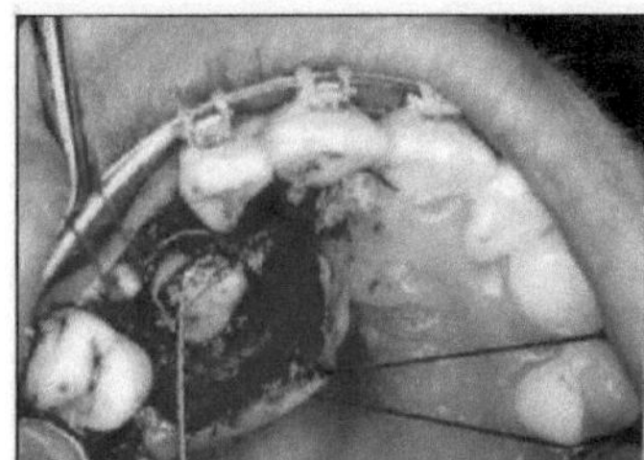

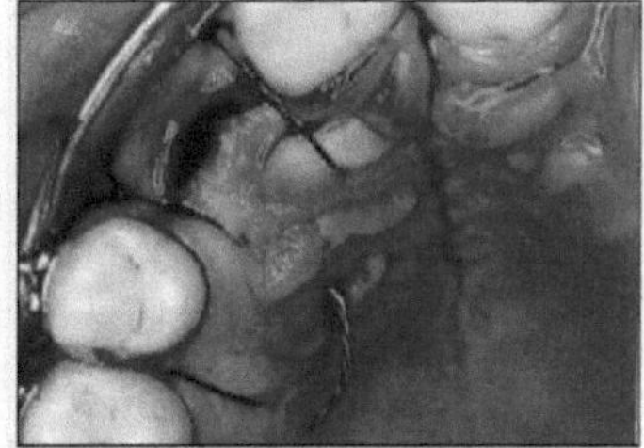

Fig. 17: Fecho completo do retalho (De Becker A: The orthodontic management of Impacted Teeth, *1998, Martin Duntiz Ltd)*

A erupção espontânea é menos provável de ocorrer do que quando o dente permanece exposto, após o reposicionamento apical, e provavelmente será necessário aplicar força ortodôntica ativa no dente para provocar sua erupção. Neste método, o dente erupciona em direção e através da área de gengiva anexada, que então se torna anexada ao dente e ao processo alveolar circundante.

O método de fecho total do retalho (técnica de erupção fechada) não apresenta tendência para uma posição gengival apical e irregular, nem produz uma coroa clínica longa. Não há perda de inserção nos aspectos vestibulares, nem se produzem cicatrizes gengivais com este método, e a inserção periodontal é completamente normal.

Uma diferença adicional e particularmente significativa entre os dois métodos de exposição cirúrgica do canino vestibular relatados neste trabalho foi que, no método de fechamento total, não houve recidiva vertical do canino tratado após a conclusão do tratamento. No entanto, o fechamento do retalho no final da etapa cirúrgica dita a necessidade da colocação de um attachment, enquanto o dente está visível e no consultório do cirurgião.

Um problema significativo com a técnica de erupção fechada é, às vezes, causado por uma má escolha do acessório ortodôntico colado. Como a posição médio-bucal desse dente é fácil de ser exposta e colada, o ortodontista pode ficar tentado a usar um braquete ortodôntico convencional nesse caso.[109] Devido à proeminência vestibular do dente, à falta de osso vestibular e ao relativo aperto do retalho substituído, o volume dos braquetes convencionais largos e de perfil alto pode causar danos a esse tecido mucogengival, o que pode levar a uma rutura do tecido sobrejacente, causando uma deiscência ou até mesmo um "Buttonholing" (Fig. 18). Mais uma vez, portanto, o uso de um ilhó oferece vantagens significativas devido às suas dimensões mais modestas e perfil mais baixo, pelo menos até que o dente tenha erupcionado e tenha sido trazido para perto do arco vestibular.

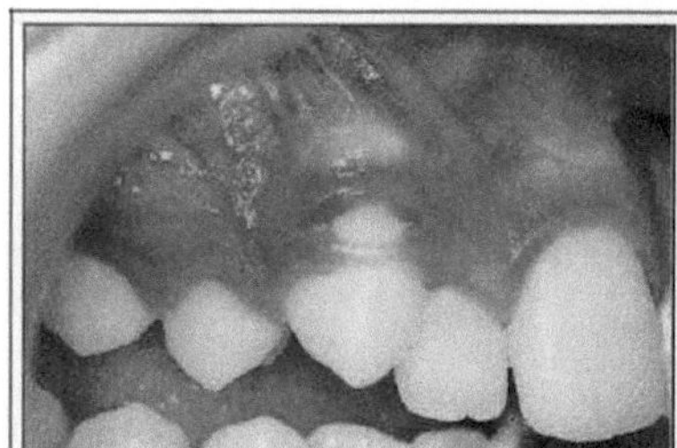

Fig. 18: Colocação de botões (De Becker A: The orthodontic management of Impacted Teeth, 1998, *Martin Duntiz Ltd)*

Vantagens:

1. O método de erupção fechada é mais preferível porque o dente é erupcionado ativamente em direção e através da gengiva aderente, que se fixa ao dente e ao osso circundante, e a erupção é semelhante à erupção normal através da gengiva.
2. Boa condição periodontal
   a. Sem migração apical
   b. Sem perda de ligação
   c. Sem recessão gengival
   d. Comprimento normal da coroa clínica
   e. Sem cicatriz gengival
3. Bom resultado estético
4. Sem tendência para recaídas verticais após o tratamento
5. Adequado para impacções bucais ou palatinas - situado no alto do sulco
6. A tração imediata para a erupção dentária ativa pode ser aplicada

Desvantagens:

Necessidade de colar o acessório antes do fecho do retalho, o que exige uma abordagem em equipa do cirurgião oral e do ortodontista.

1. Acesso deficiente/dificuldade de hemostase - Falha da ligação - necessidade de reexposição.

2. Má escolha dos acessórios que podem ser utilizados para a colagem. A utilização de brackets convencionais pode causar a rutura do tecido sobrejacente, podendo ocorrer deiscência ou abotoamento. Por isso, os ilhós são mais preferidos.

Wong-lee e Wong FCK[111] planearam um estudo para examinar as diferenças estéticas e periodontais entre dois métodos de desobstrução de dentes anteriores maxilares impactados labialmente: o retalho posicionado apicalmente e as técnicas de erupção fechada numa amostra de 30 pacientes após tratamento ortodôntico de um dente anterior maxilar impactado labialmente unilateral. Dezoito dos pacientes tinham sido submetidos a uma

Os restantes doze tinham sido submetidos à técnica de erupção fechada (EC). Concluiu-se que os dentes anteriores maxilares impactados labialmente descobertos com uma técnica de retalho posicionado apicalmente têm mais sequelas inestéticas do que os descobertos com uma técnica de erupção fechada, com menor largura da gengiva aderida, margens gengivais mais apicais, cicatrização da gengiva e recidiva vertical nos casos APF.

3. Abordagem em túnel (Crescini et al)[112]

Os caninos infra-ósseos profundos associados a dentes decíduos persistentes podem ser tratados com sucesso e segurança através do reposicionamento do retalho e da tração do túnel em direção ao centro do rebordo alveolar. Dada a posição infra-óssea profunda dos caninos impactados, é necessário levantar um retalho mucoperiosteal de espessura total. As técnicas utilizadas tanto nos casos de acesso bucal como palatino são equitativas.

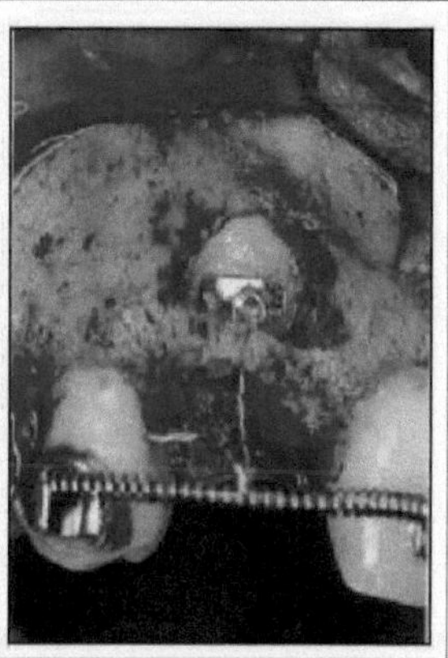

Fig 19: Abordagem do túnel

A escolha de uma ou outra abordagem de acesso baseia-se na relação da coroa do canino afetado com os ápices dos incisivos.

Um retalho de espessura total deve ser levantado para expor a placa cortical, e o canino decíduo será removido (Fig.19). O osso cortical deve ser removido para permitir o acesso à coroa, e o alvéolo folicular deve ser eliminado. Uma broca de baixa velocidade é inserida na sede da raiz do dente decíduo para fazer uma perfuração no osso sob refrigeração cuidadosa, para alcançar a coroa do canino impactado. A perfuração e o alvéolo decíduo formam um túnel que é utilizado para a tração. Uma corrente de arame feita à mão com anéis de aproximadamente 1,5 mm de diâmetro é preparada com fio de ligadura de 0,011 polegadas. A corrente é passada através do túnel ósseo e fixada o mais próximo possível da cúspide do canino impactado por meio de um dispositivo de fixação que, dependendo do caso, é um botão colado, uma base de suporte colada com um anel soldado ou uma malha fina com contornos anatómicos. A fixação é testada através de uma aplicação de 150 gms com um dinamómetro. O retalho é então reposicionado e suturado no seu lugar original. A cadeia é passada através do túnel ósseo e emerge do alvéolo do dente decíduo. Uma semana após a cirurgia, as suturas são removidas e inicia-se a fase de tração. É aplicada uma força de aproximadamente 100 gms, tendo o cuidado de manter a corrente no centro do alvéolo. A tração elástica é então dirigida para o centro do rebordo alveolar; é aplicada uma força de tração palatina.

Durante a fase de tração ortodôntica, a erupção do dente impactado é guiada através do túnel, entre as placas corticais interna e externa. A cúspide do canino impactado emergiu, assim, no centro do processo alveolar, substituindo o canino decíduo numa área circundada por gengiva queratinizada.

Vantagens:

1. sem recessão gengival alcançada e mantida.

2. Não é necessário qualquer procedimento de aumento gengival, o aspeto natural dos tecidos é preservado.

3. Resultados semelhantes são esperados com dentes impactados vestibularmente ou palatalmente, desde que a erupção ocorra no centro do processo alveolar.

Complicações associadas à exposição cirúrgica:

1. Desvitalização do dente impactado ou adjacente
2. Reexposição ou recobrimento de um dente impactado
3. Reabsorção externa
4. Anquilose

5. Lesão dos dentes adjacentes, quando um dente não irrompido é descoberto cirurgicamente do lado errado da crista
6. Perda óssea marginal
7. Recessão gengival
8. Sensibilidade das raízes expostas dos dentes
9. Deformações estéticas

Princípios gerais da mecanoterapia

Os seguintes factores devem ser considerados ao planear o tratamento de um

dente impactado: **1. Seleção do aparelho:**

O aparelho selecionado deve:

A. Alinhar e nivelar os dentes de forma satisfatória.
B. Abrir um espaço adequado para acomodar o dente impactado e ter um bom controlo sobre os movimentos de verticalização e torção da raiz.

2. Preparação da unidade de ancoragem:

Na idade em que um canino impactado é diagnosticado, a dentição permanente completa está presente na boca e, portanto, um aparelho completo com múltiplos braquetes deve normalmente ser colocado e toda a dentição tratada. Um fio pesado e mais rígido colocado nos braquetes da arcada dentária completa e totalmente alinhada fornece uma base de ancoragem sólida para aplicar forças extrusivas no dente impactado após a sua exposição. O objetivo é fornecer uma base de ancoragem sólida (Kokich e Mathews, 1993)[25] para ocorrer como resultado das forças que eventualmente serão aplicadas ao dente impactado após a sua exposição. Por outro lado, no momento em que um incisivo central impactado necessita de tratamento, apenas os primeiros molares permanentes e os incisivos permanentes estão presentes. É necessário utilizar meios alternativos para tornar o sistema de aparelhos rígido antes que forças leves possam ser aplicadas ao dente impactado.

Uma vez efectuados os movimentos dentários necessários dos dentes erupcionados, a arcada é transformada numa unidade de ancoragem composta e rígida. Os fios flexíveis utilizados para o alinhamento e nivelamento são substituídos por fios de tamanho normal mais pesados, que permitem o mínimo de "jogo" do fio dentro dos brackets, maximizando o valor de ancoragem de cada dente. Se no planeamento do tratamento para o caso for necessária uma ancoragem definitiva do segmento vestibular, então deve-se considerar o uso de efeitos estabilizadores do tratamento, tais como aparelho extrabucal máximo, elásticos de Classe II máximos, ou reforço do aparelho fixo com arco de suporte de nance, arco transpalatino, ou arco lingual superior de alguma forma.

3. Exposição cirúrgica:

A coroa do dente impactado necessita de uma exposição cirúrgica para a colagem de um acessório com um fio de ligadura fino enfiado no acessório para facilitar a tração direta.

4. Erupção ativa do dente impactado:

1. Forças contínuas leves na faixa de 40 a 60 gms são usadas para erupcionar dentes impactados ao longo de um caminho livre de obstrução dos dentes vizinhos (Jacoby 1979, Kornhauser 1996).[17,108]

2. Para facilitar o processo de erupção ativa, podem ser utilizados elásticos, módulos elásticos, ligaduras de aço inoxidável com aparelho ortodôntico rígido ou molas auxiliares com aparelho ortodôntico rígido.

5. Pormenorização e acabamento:

O dente impactado recém-erupcionado é colocado na sua posição ideal na arcada. Uma relação dentária de Classe II ou Classe III será normalmente reduzida nesta altura. No entanto, por vezes pode ser tratada mais cedo na primeira destas fases e antes de ser contemplada a cirurgia, por exemplo, quando se pretende efetuar um tratamento ortopédico precoce com a utilização de um aparelho extrabucal funcional ou em bloco, na fase da dentição mista.

Criar espaço para o dente impactado

Os pontos seguintes estão relacionados com o canino deslocado palatalmente.

Encerramento do espaçamento existente entre os incisivos (Fig. 20)

O espaçamento existente entre os incisivos pode ser eliminado movendo o incisivo lateral mesialmente. O espaçamento dos incisivos deve-se ao facto de não se ter completado a fase de desenvolvimento do patinho feio.[70] A fase final do fecho do espaço anterior ocorre quando o canino irrompe e influencia o incisivo lateral a mover-se mesialmente.

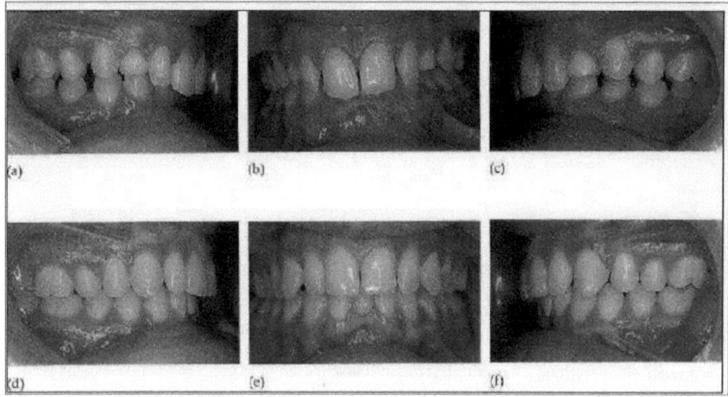

Fig. 20: (a-c) Espaço inadequado para caninos permanentes não

irrompidos com espaçamento interincisal. (d-f) Os caninos permanentes no lugar na conclusão do tratamento. (De Becker A: The orthodontic management of Impacted Teeth, 1998, *Martin Duntiz Ltd)*

Melhorar a forma do arco (Fig. 21)

Quando o canino permanente superior irrompe normalmente, ele o faz por uma trajetória mais vestibular que o canino decíduo e ligeiramente vestibular em relação ao incisivo lateral e ao primeiro pré-molar, o que lhe confere o título de "pedra angular da arcada". Comparando os dois lados da arcada maxilar de um paciente afetado unilateralmente, já salientamos que, nas áreas dos caninos, há uma largura maxilar muito menor no lado do canino decíduo do que no lado normal. O aproveitamento da melhoria dessa forma de arcada, produzida por um aparelho ortodôntico, acrescentará dois ou três milímetros de espaço para o dente deslocado.

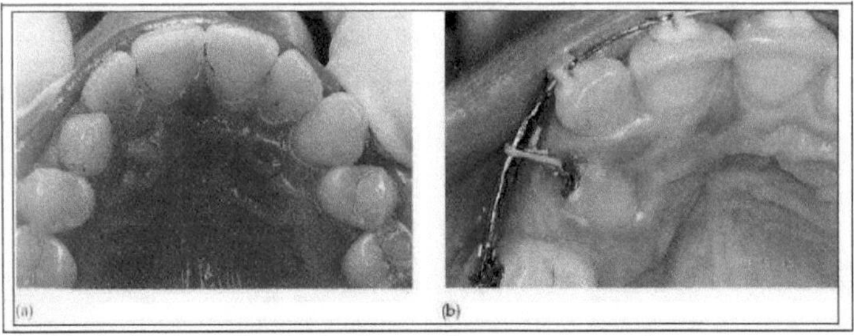

Fig 21: (a, b) A melhoria da forma do arco proporcionou um espaço adequado

Aumento do comprimento do arco (Fig. 22)

Se o apinhamento for ligeiro, recomenda-se a utilização de um aparelho extrabucal para deslocar os molares superiores para distal. Isto irá proporcionar o espaço extra mais para a frente, que pode então ser concentrado na área dos caninos, utilizando um sistema de aparelhos com múltiplos brackets. O tratamento é iniciado com arcos de nivelamento, até que as alturas individuais dos dentes, as discrepâncias de posição buco-lingual e as rotações tenham sido corrigidas, e a verticalização tenha sido alcançada conforme necessário.

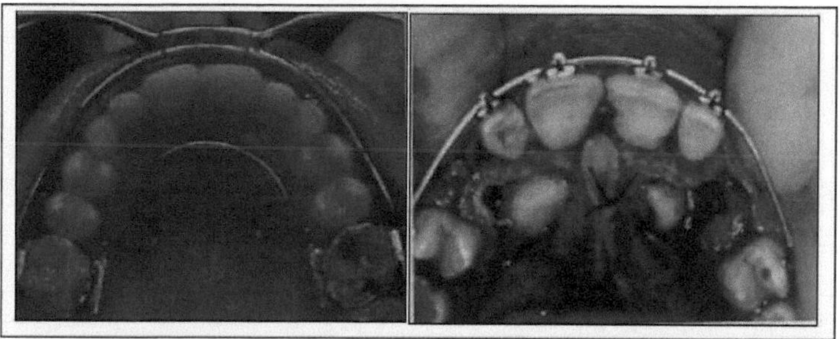

Fig. 22: Utilização de um aparelho extrabucal para deslocar os molares para distal e criar espaço para o canino impactado.

Extração de dentes:

Quando o apinhamento é mais severo, particularmente quando há também uma relação dentária de Classe II que deve ser tratada com o uso de elásticos intermaxilares, é necessária a extração de um dente pré-molar de cada lado da arcada dentária na maxila e, geralmente, na mandíbula. Com a extração do pré-molar, o espaço para o canino impactado fica disponível imediatamente e muito localmente, e assim a terapia com aparelhos não é necessária para fornecer o espaço. Em segundo lugar, após a perda dos primeiros pré-molares, o alinhamento, o nivelamento e a rotação dos dentes remanescentes são muito simplificados. Em terceiro lugar, com um anestésico local já a cobrir a área e uma ferida cirúrgica inevitável, é lógico extrair o canino decíduo e expor o canino impactado ao mesmo tempo, para reduzir ao mínimo o número de intervenções cirúrgicas e o desconforto pós-cirúrgico. Assim, em casos de extração, pode ser recomendado que a exposição cirúrgica seja feita antes da colocação de um aparelho.

Manter o espaço para o dente impactado

A obtenção de uma boa forma de arco é um objetivo inicial importante no arco maxilar em casos de não extração. Após os fios de nivelamento iniciais, uma mola helicoidal é colocada num fio de arco mais substancial de forma idealizada, para aumentar o espaço do canino, movendo o incisivo lateral mesialmente e o primeiro pré-molar distalmente, até que os contactos interproximais sejam estabelecidos em qualquer parte do arco maxilar. Isso geralmente fornecerá espaço mais do que suficiente para o canino não irrompido.

Um fio de arco de calibre mais pesado é agora firmemente ligado ao aparelho maxilar, e o espaço para o canino deve ser mantido. Nas várias técnicas de braquetes pré-tensionados edgewise e de prescrição, deve ser usado um arco base retangular tão pesado quanto possível. Nas técnicas Begg e Tip- Edge, deve ser utilizado um fio redondo de 0,020" ou 0,022", respetivamente, como arco base, com a adição de molas de verticalização ou auxiliares de torção para atuar como 'travões', se necessário.

O espaço que foi reaberto para o canino pode ser mantido utilizando a mesma mola helicoidal, que terá de ser desactivada. No entanto, é difícil ajustar a mola para manter um espaço com exatidão e, normalmente, verifica-se que o espaço aumenta ou diminui ligeiramente ao longo dos meses seguintes. Uma alternativa muito melhor envolve a utilização de um comprimento medido e ligeiramente curvado de tubo de aço inoxidável, que é enfiado no fio e é atado ou fixado entre os brackets do pré-molar e do incisivo lateral, em vez da mola helicoidal. Isto acrescenta uma grande rigidez ao fio do arco na área de maior importância, e ajuda a resistir à distorção, proporcionando assim uma base excelente e firme a partir da qual se pode aplicar força ao canino impactado.

Acessórios utilizados para tração de dentes impactados

Para estar em posição de poder influenciar o desenvolvimento futuro de um dente impactado, é necessário colocar alguma forma de fixação no dente. Estes acessórios nos dentes são necessários para facilitar a aplicação de forças contínuas ligeiras para erupcionar o dente impactado e guiar o dente para a posição pretendida. São utilizados os seguintes acessórios:

A. Fios de laço (Fig.23)

Nos anos anteriores a meados da década de 1960, um fio de laço torcido levemente em torno do pescoço do canino tinha sido amplamente utilizado. É fácil de perceber que a forma da coroa de um dente é tal que o seu diâmetro mais estreito se encontra na junção cimento-esmalte, que é onde o fio de laço irá inevitavelmente assentar.

Os fios de aço inoxidável macios torceram-se ligeiramente à volta dos pescoços dos dentes impactados, especialmente do canino. A forma da coroa fez com que o fio assentasse no diâmetro mais estreito, ou seja, na junção cimento-esmalte.

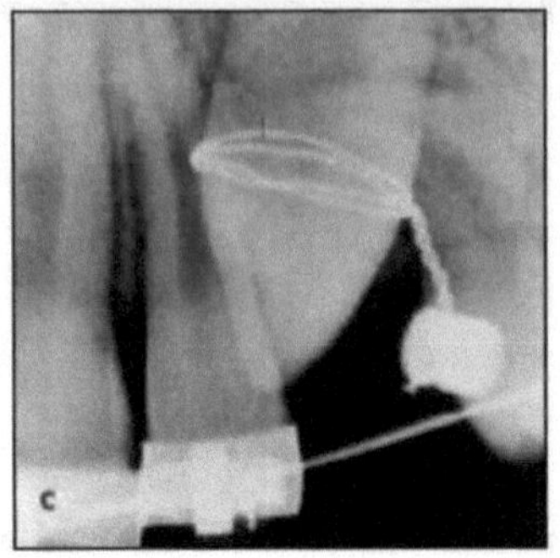
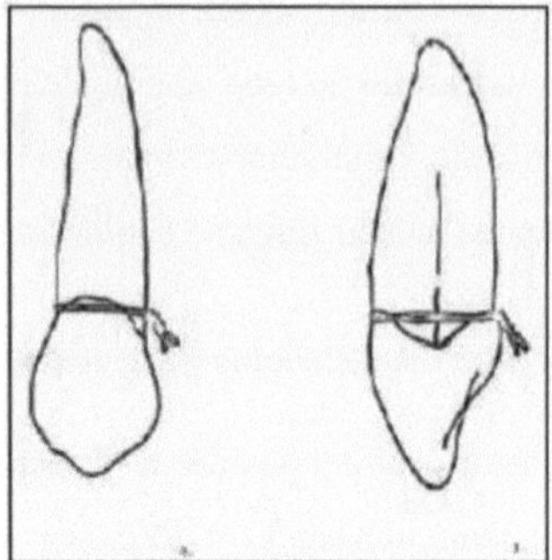

Fig. 23: Arame de laço a rodear o pescoço de um canino afetado

B. Pinos roscados

Podem ser utilizados pinos utilizados para a retenção de restaurações de dentes severamente cariados. O seu objetivo específico é proporcionar a retenção de uma amálgama ou núcleo de compósito, para permitir a colocação de uma coroa fundida num dente severamente degradado. Estes pinos roscados também podem ser utilizados para fixar um dente impactado.

Desvantagens:

1. Invasivo do ponto de vista dentário, necessita de restauração posterior
2. O desejo de uma exposição cirúrgica mínima torna difícil determinar a orientação do eixo longo do dente
3. O orifício perfurado pode entrar inadvertidamente na polpa (os dentes não irrompidos têm câmaras pulpares grandes)

C. Ligaduras ortodônticas:

As bandas ortodônticas pré-formadas substituíram em grande parte os fios de laço, e foram consideradas mais compatíveis com a garantia da saúde dos tecidos periodontais. Tal como no caso do fio de laço, a utilização de uma banda obrigava a uma grande remoção cirúrgica dos tecidos em todos os lados do dente, de modo a controlar adequadamente a hemorragia em torno da coroa e a evitar a contaminação por sangue que escorria para o interior da banda cimentada no momento da colocação

Vantagens:

Melhor resultado periodontal do que os fios de laço

Desvantagens:

1. Necessidade de uma ampla área de desobstrução cirúrgica
2. Dificuldade de hemostase - Falha da banda cimentada

D. Coroas fundidas

As coroas personalizadas, fabricadas após a realização de moldes em anel de cobre do dente exposto, podem ser cimentadas.

Desvantagens:

1. Necessidade de impressões
2. Processo moroso de fabrico de coroas
3. Falha da coroa cimentada devido à falta de isolamento

E. Colagem de attachments no esmalte do dente impactado

Atualmente, é a mais utilizada devido aos seguintes motivos:

F. Vantagens:

1. Simplicidade e fiabilidade da fixação

2. Necessidade de uma superfície mínima de esmalte exposto

3. Contribui para uma boa saúde periodontal

4. Devido à disponibilidade de excelentes adesivos de ligação e de produtos insensíveis à humidade

(MIP), o procedimento tornou-se mais fácil, fiável e simples.

G. Braquetes ortodônticos standard simples

Existem vários desenhos de brackets disponíveis, dependendo do tipo de técnica utilizada para o tratamento. Por exemplo, os brackets Begg, Edgewise e outros brackets ortodônticos representam desenhos sofisticados de fixação que permitem ao ortodontista efetuar qualquer tipo de movimento num dente nos três planos do espaço. Não é possível, no entanto, conseguir mais do que inclinação, extrusão e alguma rotação até que o bracket atinja e engate completamente até esse ponto não é superior a 113
a de um simples ilhó (Becker et al 1996).

Desvantagens:

1. Melhor adaptado à posição vestibular média do dente - não a qualquer outra superfície - aumenta as hipóteses de falha da ligação.
2. Os brackets têm um perfil grande, largo, alto e pontiagudo - estão profundamente localizados na ferida cirúrgica - podem causar irritação nos tecidos moles - ocorrem alterações inflamatórias - causam danos

periodontais, tais como rutura dos tecidos sobrejacentes, deiscência da placa cortical, abotoaduras.

3. À medida que o dente deslocado se move em direção à arcada, o tecido gengival exuberante pode ser comprimido entre os dentes, resultando em danos periodontais desnecessários.

H. Ilhó simples (Fig.24)

Também pode ser utilizado um ilhó soldado ao material da fita com suporte de rede

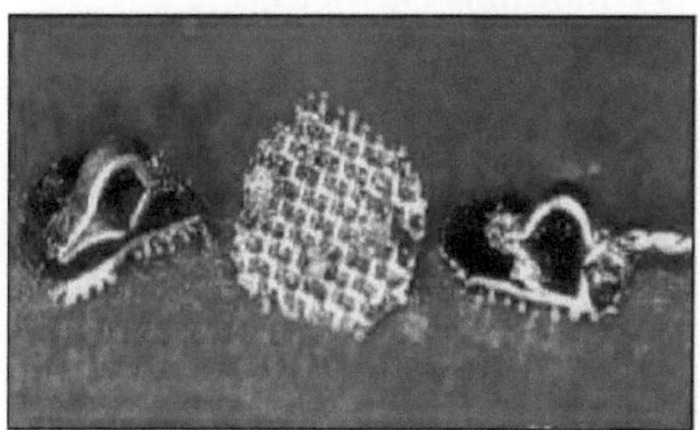

Fig. 24: Ilhós soldados a uma base de material de banda maleável, apoiada por uma rede de aço.

Vantagens:

1. A adaptação à superfície de colagem é melhor - colada a qualquer parte do dente afetado
2. Suave e fácil de contornar
3. Perfil pequeno e baixo - facilita a colagem, diminui a irritação periodontal
4. Pode conseguir-se a inclinação, extrusão e alguma rotação do dente impactado

5. Recomenda-se que o ilhó simples seja utilizado para a ligadura inicial para facilitar a erupção ativa do dente; mais tarde pode ser substituído por brackets standard para realizar movimentos dentários complexos.

Tração de dentes impactados

A extrusão de dentes impactados requer forças leves e contínuas (40 a 60 gms) para erupcionar os dentes a uma taxa de 1 mm/mês.

Os seguintes componentes activos podem ser utilizados para aumentar a força eruptiva em dentes impactados.

A. Abraçadeiras e módulos elásticos (Fig.25)

Aplicado entre o pigtail no acessório ligado e a argola/gancho no fio de arco pesado.

1. Tubo oco elástico - Mais fácil de atar, mas solta-se quando se utiliza um nó simples, diminuindo assim a força
2. Fio elástico
3. Módulos elásticos utilizados como estilingue para puxar o dente impactado para a linha da arcada

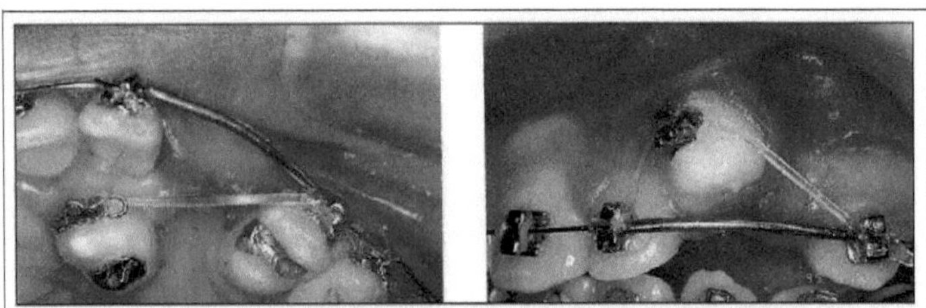

Fig. 25: (a) O elástico de estilingue num canino palatino

(b) A fisga utilizada num canino vestibular.

Vantagens:

Parece simples e cómodo.

Desvantagens:

1. Materiais elásticos - elevado grau de decaimento da força, que é rápido e significativo.

2. Os valores de força diminuem para menos do que o necessário para o movimento dentário em uma a três semanas - dependendo da tensão inicial aplicada.

3. Um pequeno pedaço de fio elástico - tem um alcance muito curto e aplica uma pressão inicial excessiva.

B. Molas auxiliares

Fabricado com fio de calibre leve e utilizado com fio de base pesada.

Vantagens:

1. Capaz de aplicar forças medidas e controladas
2. O decaimento da força é baixo
3. Variedade de ligas disponíveis para o fabrico de molas
4. Bom raio de ação
5. A direção das forças é exacta

1. Molas de balista (Jacoby, 1979)

Uma mola unilateral de arame retangular - ligada a tubos molares rectangulares. Basicamente em forma de "L" - sobe até ao espaço canino, dobra-se verticalmente para baixo para terminar com um pequeno laço. A parte vertical é virada para cima com uma ligeira pressão dos dedos, através do espaço canino e atada ao rabicho. O binário introduzido na parte horizontal da balista é resistido pelo tubo molar.

A elasticidade da mola da balista exerce pressão para regressar à posição vertical original

- força extrusiva em dente não irrompido. Ancoragem reforçada com TPA/arco principal retangular.

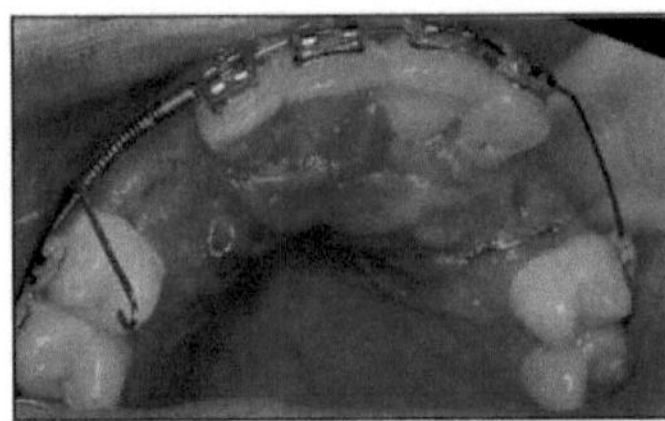
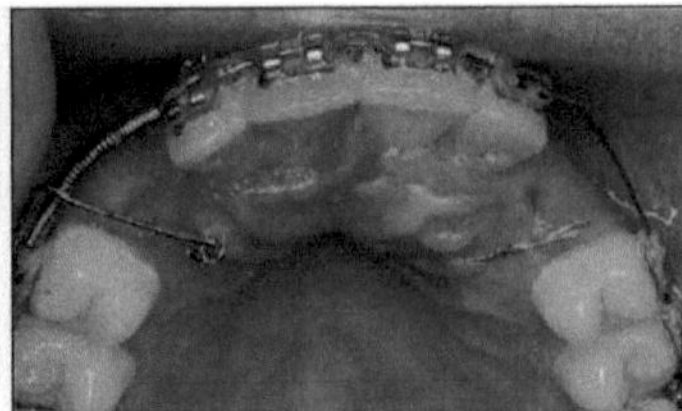

Fig 26: Mola de balista

Modificações:

a. Tubo oval com mola de arame de aço inoxidável de dupla face com forma semelhante e utilização semelhante.

b. Extremidade dupla do fio em arco de aço inoxidável utilizado para fabricar a mola (Técnica de Begg).

2. **Arco palatino ativo** (Fig.27)

Um fio de 0,020" é utilizado para fabricar um fio de arco palatino amovível com anéis ómega em cada lado. As extremidades são dobradas para trás para encaixar por fricção uma bainha lingual horizontal de 0,040" no lado palatino dos molares superiores, fixada por ligaduras. É ativado ao elevar a mola para longe do tecido palatino. O pigtail é fixado ou enganchado na arcada palatina - erupção do dente impactado. Utiliza-se um fio de base pesada para manter o espaço aberto para o canino na arcada, para resistir à distorção secundária do plano oclusal e da forma da arcada, e para fornecer uma base para aplicar a força ao dente.

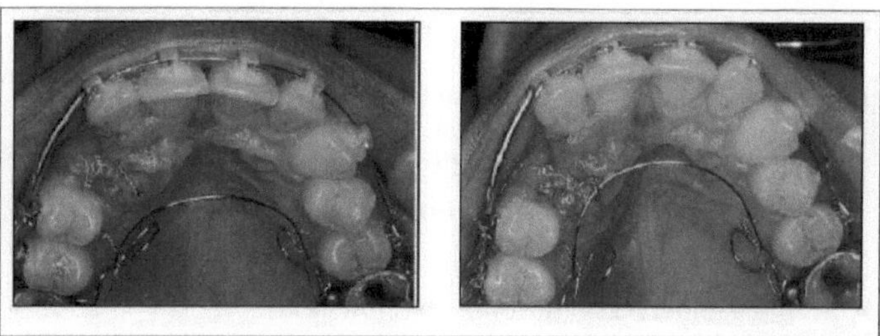

Fig. 27: (a) A arcada palatina ativa no seu modo passivo, situada vários milímetros abaixo do palato e vista a partir da oclusal. (b) A mesma vista após o arco palatino ativo ter sido suavemente levantado em direção ao palato e enlaçado pelos ganchos pigtail, aplicando assim uma tração extrusiva vertical aos caninos invisíveis.

3. Arco labial auxiliar ligeiro (Kornhauser et al.)

Este auxiliar é constituído por um fio redondo de 0,014" (fig.28). O auxiliar consiste num laço vertical com uma pequena hélice terminal na área do dente impactado. O auxiliar é amarrado no estilo piggyback em todos os braquetes com o fio principal.

Extremidades encaixadas num tubo sobresselente nos molares. As alças verticais são activadas pressionando-as palatalmente através do espaço do canino e fixando-as ao pigtail. É útil para impacções bilaterais. Sem o fio da arcada de base, expulsa os dentes adjacentes/altera o plano oclusal e desloca os dentes para vestibular.

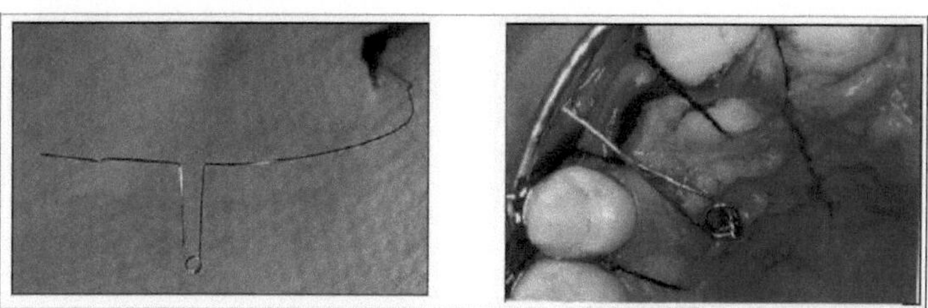

Fig. 28: (a) O fio auxiliar labial de calibre 0,014" com sua alça vertical

e hélice terminal. (b) A alça vertical é gentilmente girada para dentro e para cima, com a hélice presa no gancho terminal do pigtail. (De Becker A: The orthodontic management of Impacted Teeth, 1998, *Martin Duntiz Ltd)*

4. **Aparelho removível mandibular (Orton et al)**

Uma placa de contenção mandibular é usada para extruir os dentes por meio de elásticos (sem nenhum aparelho maxilar). Um aparelho removível inferior bem preso é uma excelente base para o uso de elásticos leves para mover o canino impactado, primeiro posteriormente, para longe das raízes dos incisivos e, em seguida, verticalmente e vestibularmente. Uma corrente de ouro é ligada ao canino não irrompido para fornecer um meio simples e flexível de tração que assegura a erupção do canino numa zona de mucosa aderente com comprimento normal da coroa.

5. Arco lingual fixo mandibular

Os molares inferiores são ligados com uma arcada mandibular soldada. Depois disso, são soldados/fabricados ganchos na arcada lingual e, em seguida, são utilizados elásticos entre os ganchos na arcada lingual e a ligadura pigtail do dente impactado.

6. Arco de fio duplo de Johnson (modificado) ,[119120]

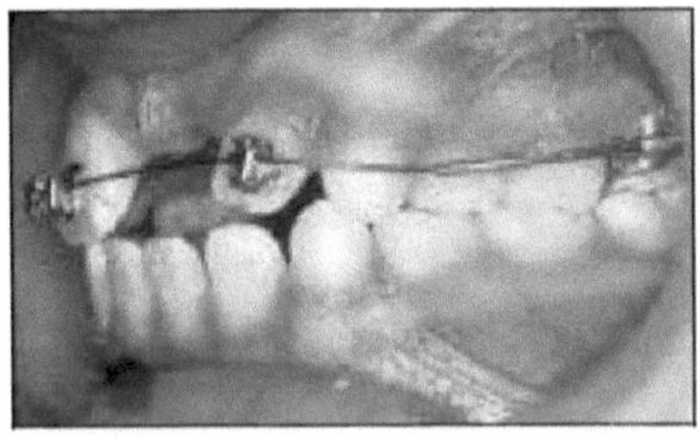

Fig. 29: As secções de tubo redondo de 0,020" são encaixadas em tubos molares redondos de 0,036".

O aparelho é baseado em bandas molares fixas, interligadas por um arco palatino soldado. Os tubos de calibre longo e estreito (0,020" de diâmetro interno) deslizam com precisão e sem folga lateral, mas livremente nos tubos molares redondos (0,036"), e são feitos para se estenderem anteriormente à área do canino decíduo. Um fio seccional anterior inicial multistrand (0,0175") ou fio de níquel titânio (0,016") é mantido nos tubos longos e estreitos por um encaixe de fricção, criado pela colocação de três a quatro dobras no fio multistrand e, em seguida, puxando-o através do tubo.

7. Ímanes de terras raras ,[115116]

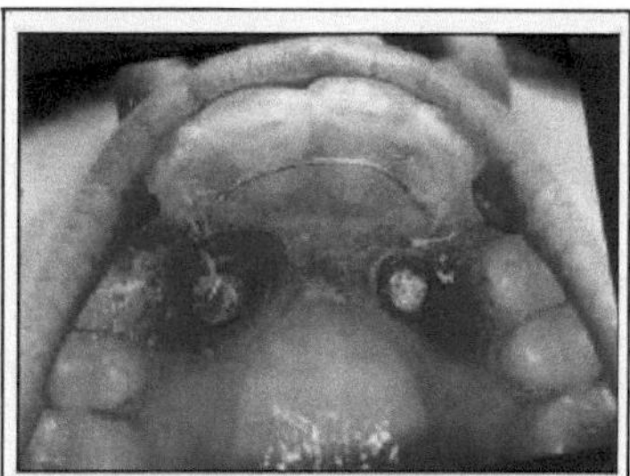

Fig. 30: A "cópia de segurança"

Com a introdução das ligas de lantanídeos, os ímanes podem ser utilizados em aparelhos intra-orais. A força de atração magnética entre dois ímanes é inversamente proporcional ao quadrado da distância entre eles.

Dente impactado exposto cirurgicamente - para colar um íman - é utilizado um íman intra-oral de pólo oposto numa placa amovível - para erupcionar o dente impactado. O íman colocado no aparelho tem de ser colocado perto do íman que foi colado ao dente deslocado e, no caso de um dente muito deslocado, pode ser necessário colocar o íman do aparelho deve ser substituído de tempos a tempos, em função da evolução do dente (Fig. 30).

As forças geradas são orientadas centripetamente, sendo possível conceber o aparelho para movimentar o dente nos três planos do espaço.

Vantagens:

1. A erupção simula a erupção natural dos dentes
2. Sem cabo de ligação nos tecidos moles
3. Pode ser utilizado para erupcionar o dente para um bom alinhamento nos três planos do espaço

Desvantagens:

1. Grande dimensão dos ímanes em relação aos ilhós
2. Corrosão dos ímanes nos tecidos moles - a maior desvantagem
3. Necessidade de recolocar o íman intra-oral

Tração direta versus tração de duas fases

1. Tração direta

Fixação colada na coroa exposta do dente impactado - um pigtail enfiado através da fixação - para facilitar a aplicação de tração direta - ao fio.

Indicações:

Quando o acessório pode ser colocado na posição vestibular média do dente impactado.

Vantagens:

Quando o dente impactado tem de ser extrudido e inclinado para o seu alinhamento ideal

Desvantagens:

1. Se o acessório não for colocado na superfície vestibular média - a superfície anexa lidera o caminho - pode aumentar a rotação do dente impactado até uma rotação de 180°.
2. Aumento do tempo de tratamento
3. Aumento das probabilidades de recaída
4. Suporte periodontal deficiente
5. Pode resultar na colisão do canino com os dentes adjacentes - aumento da aplicação de pressão - perda de ancoragem manifestada por tendência para mordidas cruzadas, desvio da linha média - também danos nas raízes dos incisivos laterais.
6. Se o pigtail for conduzido através do rebordo da aba - desenhado em direção à linha da arcada - aumenta as hipóteses de irritação e infeção da área - pode formar-se tecido de granulação nesta área - comprometendo o suporte periodontal.

2. Tração em duas fases (Fig.31)

Primeira fase:

Um ilhó colado na parte mais acessível da coroa exposta - tração aplicada para provocar a erupção lingual e vertical do dente no palato; palatal até à linha da arcada, até ao nível oclusal - Para expor uma quantidade adequada da coroa do dente.

Segunda fase:

Segundo ilhó colocado na posição vestibular média no dente impactado - Uma força de inclinação vestibular pura é aplicada para trazer o dente para a linha da arcada. Pode ser utilizado um bracket convencional como fixação de segunda fase se existir um espaço gengival adequado.

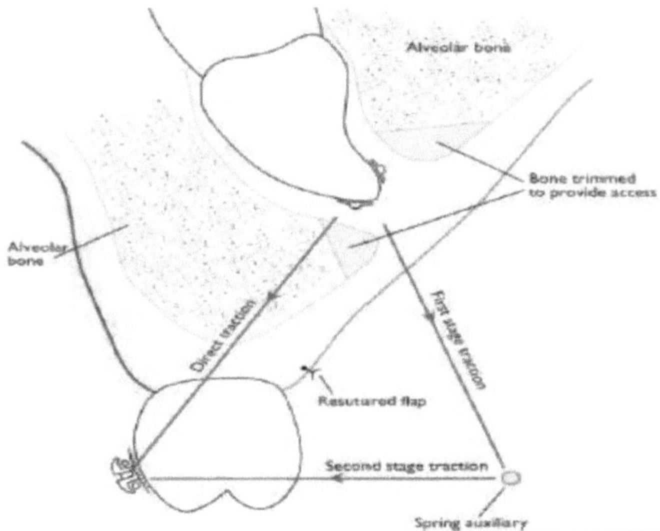

Fig. 31: Tração direta versus tração em duas fases.

Vantagens:

1. Evita a rotação do dente impactado.

2. Evita o emaranhamento do dente impactado com os dentes adjacentes

3. Proporciona um melhor suporte periodontal se o pigtail for conduzido através de um orifício/fenda na aba completa **Desvantagens**

1. Necessita de dois procedimentos de colagem separados

2. Necessita de um auxiliar para facilitar a erupção vertical

Impactação de caninos

Os caninos palatinos são classificados em relação à sua posição na maxila e agrupados de acordo com o prognóstico do resultado terapêutico.

A classificação apresentada baseia-se em duas variáveis:

1. **A relação transversal** da coroa do canino impactado com a linha da arcada dentária, que pode ser próxima ou distante (mais próxima da linha média).

2. **A altura** da coroa do canino impactado em relação ao plano oclusal, que pode ser definida como alta ou baixa.

A localização da coroa afetada é determinada e posteriormente confirmada por visão direta

Grupo 1:

Proximidade da linha da arcada dentária: perto

Posição na maxila: baixa

Grupo 2:

Proximidade da linha do arco: próximo

Posição na maxila: para a frente, baixa e mesial à raiz do incisivo lateral.

Grupo 3:

Proximidade da linha do arco: próximo

Posição na maxila: alta

Grupo 4:

Proximidade da linha do arco: distante

Posição na maxila: alta

Grupo 5:

Ápice da raiz do canino mesial ao do incisivo lateral ou distal ao do primeiro pré-molar

Grupo 6:

Erupção na linha da arcada, no lugar e reabsorção das raízes dos incisivos.

Tempo de tratamento:

Tratamento preventivo e respectiva calendarização:

Utilizando radiografias panorâmicas de pacientes jovens na dentição mista para prever a impactação palatina com base na sobreposição do canino à raiz do incisivo lateral - baixo grau de fiabilidade (78 %).

A extração de caninos decíduos como meio de prevenção:

Ericson & Kurol - extrair o canino decíduo aos 11 anos de idade para estimular a erupção dos caninos permanentes.[22, 124]

A extração dos primeiros pré-molares como meio de prevenção:

1. Pacientes com caninos impactados e apinhamento de incisivos/ relação de classe II/ protrusão bimaxilar - escolha do tratamento - extração do primeiro ou segundo pré-molares.
2. Se a impacção estiver próxima do primeiro bicúspide com uma verdadeira discrepância no comprimento da arcada - a extração do primeiro bicúspide é feita apenas por requisitos de comprimento da arcada e não para facilitar o tratamento da impacção em si.

A extração dos incisivos laterais como meio de prevenção:

1. Caninos impactados associados a incisivos laterais anómalos - no final do tratamento, é necessário alterar a forma destes dentes através de coroas protéticas, laminados ou construções em compósito para melhorar a estética.
2. Se forem efectuadas extracções de má oclusão global - considerar a extração de incisivos laterais malformados como alternativa a primeiros pré-molares saudáveis e anatomicamente perfeitos.
3. Reduz o tempo de tratamento, mas a estética final e a oclusão podem ser comprometidas.

Momento da mecanoterapia:

1. Caso diagnosticado precocemente - pode ser tratado com medidas preventivas. O tempo de tratamento é significativamente afetado pela idade, altura inicial da coroa, dilaceração da raiz,

"127 e o comprimento dos incisivos.

2. Diagnóstico tardio com paciente que procura tratamento para má oclusão coexistente - a descoberta do dente impactado ocorre no exame clínico e radiográfico de rotina.

3. As radiografias periapicais devem ser cuidadosamente examinadas para descobrir qualquer evidência de reabsorção das raízes dos incisivos laterais. Se isso for observado, o tratamento ortodôntico,

4. concebido para desviar rapidamente o canino em desenvolvimento para longe do incisivo, deve ser realizado o mais rapidamente possível. Se a reabsorção for avançada, deve ser considerada a extração do incisivo lateral, no caso relativamente improvável de o caso ser um caso de extração.

5. Do ponto de vista do desenvolvimento - a melhor altura para a intervenção terapêutica é quando o comprimento da raiz do dente afetado é igual ao observado na altura da erupção normal.

Grupo 1:

Proximidade da linha da arcada dentária: perto

Posição na maxila: baixa

Os caninos palatinos que estão próximos da linha da arcada e baixos na maxila sugerem um bom prognóstico, na medida em que o dente é geralmente palpável no palato e facilmente acessível para cirurgia.

1. Cirurgia:

Abordagem a partir da oclusal-bucal, pouca remoção óssea é necessária para alcançar o canino. Remoção mínima de osso fino em forma de casca de ovo para alcançar o saco folicular, e o acesso para colar um acessório ao dente é bom. Após a ressutura do retalho completo, a ligadura pigtail é passada através do bordo suturado na direção do fio principal.

2. Tratamento ortodôntico:

O alinhamento ortodôntico requer alguma extrusão, mas principalmente um movimento de inclinação vestibular. Assim, é apropriada a aplicação direta de força entre o pigtail e o fio da arcada. (Fig.32.e)

Complicações:

Os caninos do grupo 1, nas suas posições iniciais, podem ser complicados por rotação, deslocação da coroa mesial ou deslocação da raiz palatina.

a. Rotações:

O tipo de rotação que o canino geralmente apresenta é a rotação mesiolingual. Isso significa que, durante o tratamento, o aparelho deve incorporar um mecanismo de rotação para alinhar o dente. A forma mais simples de o fazer é colocar inicialmente o ilhó na face anatómica vestibular do canino, que está virada para a frente, na direção do incisivo lateral. "Slingshot" elástico entre os ilhós e cortar o comprimento do tubo de aço inoxidável que foi rosqueado no fio do arco principal, para uso como mantenedor do espaço canino e para adicionar rigidez ao arco base. Enquanto o canino está a ser movido em direção à linha da arcada, rodá-lo também ao longo do eixo longo num movimento rotatório mesio-bucal corretivo.

b. Deslocamento mesial da coroa:

Isto é muito comum em conjunto com rotações mesio-linguais. Quer a rotação esteja presente ou não, a proximidade da superfície anatómica vestibular do canino com o incisivo lateral cria restrições à colocação de um bracket na posição médio-bucal do canino. A tração de um ilhó colocado na posição vestibular média do dente, mesmo que seja colocado mais incisalmente devido à limitação física imposta pela proximidade do incisivo lateral, irá provocar uma rotação corretiva à medida que o dente é puxado para a área alvo.

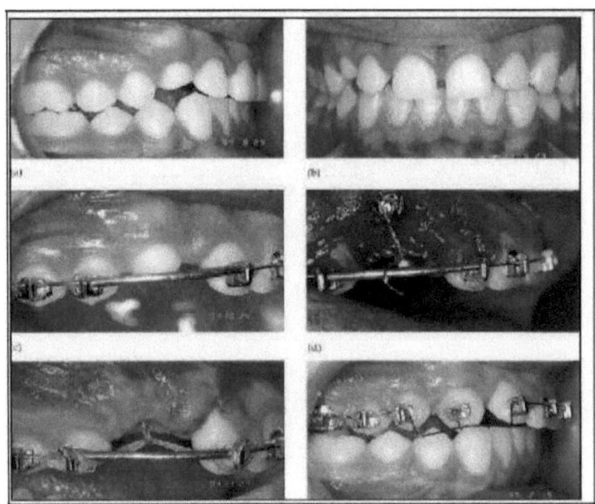

Fig. 32: (a, b) Vista intra-oral da condição inicial.

(c) Um tubo de aço inoxidável de grandes dimensões é cortado à medida, curvado e colocado no fio para manter o espaço e aumentar a base da arcada rigidez.

(d) Exposição e ligação de fixação.

(e) Um módulo elástico de estilingue é esticado entre o suporte do incisivo lateral e o primeiro

c. Deslocamento da raiz palatina:

Se o ápice da raiz do canino estiver deslocado para palatino, para além do deslocamento palatino da coroa, a coroa terá primeiro de ser alinhada juntamente com a correção de qualquer rotação e deslocamento mesial da coroa. Uma vez que a coroa do canino esteja no lugar e firmemente ligada, o longo eixo palatino inclinado do dente ditará que sua superfície palatina se projeta inferiormente, enquanto a superfície vestibular se inclina superiormente. O arco pesado é agora necessário para servir como arco base para um auxiliar de torque radicular vestibular.

Grupo 2:

Proximidade da linha do arco: próximo

Posição na maxila: para a frente, baixa e mesial à raiz do incisivo lateral.

O ápice da raiz do canino é normalmente encontrado no seu lugar correto, na linha da arcada e mais ou menos na altura correta. A coroa do dente, no entanto, está inclinada mesialmente e em estreita associação com o aspeto palatino da raiz do incisivo lateral (Fig. 33) e muitas vezes situada entre as raízes dos incisivos central e lateral. O dente nem sempre é palpável no lado palatino.

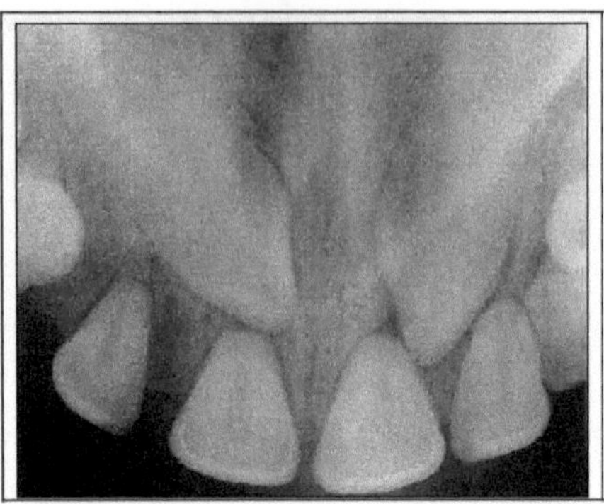

Fig. 33: A vista periapical de um exemplo extremo de caninos do grupo 2. O canino esquerdo está localizado entre os incisivos lateral e central e o canino direito está mesial à raiz do incisivo central.

1. **Exposição cirúrgica:**

Com a posição da coroa do canino impactado situada mesialmente à raiz do incisivo lateral, apresentam-se vários problemas operatórios. Em primeiro lugar, a exposição cirúrgica tem de ser efectuada com cuidado, de modo a não danificar as raízes dos incisivos. Deve-se resistir à tentação de expor demasiado e só se deve descobrir o suficiente da superfície mais acessível e conveniente do dente, para permitir a colagem. O retalho cirúrgico palatino deve ser substituído na sua totalidade, de modo a proporcionar a máxima proteção às raízes dos incisivos expostas e à área de osso exposto, e a restabelecer um periodonto normal.

2. **Tratamento ortodôntico:**

Para muitos dos dentes impactados do grupo 2, a relação íntima entre a coroa do canino e a raiz do incisivo lateral bloqueia o movimento do canino quando a tração direta é aplicada. Uma abordagem completamente diferente deve ser usada, na qual o dente deve primeiro ser movido em uma direção diferente para libertá-lo de seu emaranhamento com as raízes dos incisivos. A maneira mais prática é puxá-lo verticalmente para baixo (em direção à língua), fazendo-o irromper no palato. Pode então ser movido diretamente através da linha da arcada, em direção ao fio labial, num segundo movimento.

Podem ser utilizados três tipos de molas auxiliares para realizar o movimento desejado.

a. Molas de balista

b. Arco palatino ativo

c. Arco labial auxiliar ligeiro

d. Aparelho removível mandibular

Independentemente do método utilizado, o resultado final bem-sucedido será o dente recém-erupcionado, rodeado por um amplo rebordo de mucosa palatina e osso, no meio do palato. Quanto mais o dente estiver erupcionado, mais fácil será colocar um acessório na sua superfície vestibular, para permitir que o dente seja movido para vestibular, sem que o braquete colida com a gengiva. Um segundo ilhó pode ser colado na face vestibular média do dente para que o segundo estágio de tração seja aplicado.

Complicações:

A localização inicial do dente pode ser complicada por uma ou ambas as condições seguintes.

Rotação dos dentes:

Como no canino do grupo 1, a rotação mesiolingual é comum, e é amplamente corrigida durante a segunda fase de resolução, quando a tração é feita a partir do segundo ilhó, na superfície vestibular do dente.

Raiz deslocada palatalmente: Requer torque vestibular da raiz e verticalização mesiodistal, uma vez que a coroa tenha sido encaixada no arco principal.

Grupo 3:

Proximidade da linha do arco: próximo
Posição na maxila: alta

O ápice da raiz é alto na maxila, embora mais frequentemente na linha geral da arcada, vestíbulo-lingual, e na sua localização correta no plano antero-posterior. A coroa é alta e apenas relativamente ligeiramente deslocada para palatino, e geralmente não é palpável.

1. **Exposição cirúrgica**

O acesso ao dente pode ser feito pela face vestibular ou pela face palatina, com vantagens e desvantagens para ambas as abordagens, uma vez que existe uma espessura óssea significativa medial e lateralmente ao dente. É necessária uma considerável remoção óssea para alcançá-lo por ambos os lados, com a mesma dificuldade na aplicação de um attachment. O tratamento ortodôntico para o alinhamento desse dente envolve principalmente a extrusão, juntamente com um movimento de inclinação para vestibular.

Para abordagem bucal:

a. Retalho posicionado apicalmente - oferece um acesso adequado para a aplicação de força ortodôntica diretamente no fio. O método pode ser muito adequado para um canino vestibular cujo deslocamento vertical é relativamente pequeno, mas no caso de um canino palatino deslocado mais superiormente, este tipo de exposição deixará uma extensão considerável de osso alveolar aberta ao ambiente oral e o retalho suturado vários milímetros lateralmente à coroa do dente.

b. Reflexão total do retalho com substituição parcial subsequente sobre o dente exposto, juntamente com a colocação do pack cirúrgico.

c. Abordagem em túnel - o retalho completo é refletido e o dente impactado é exposto, deixando a placa vestibular inferior intacta. O canino decíduo é extraído e o seu alvéolo é estendido e alargado o suficiente para permitir a passagem de um fio fino através dele até ao dente impactado.

Para abordagem palatal:

A coroa do canino desloca-se ligeiramente mais para palatino, a cirurgia no lado vestibular tem de ser mais radical, sendo preferível uma abordagem palatina

A tração ortodôntica é aplicada em primeiro lugar no sentido lingual e verticalmente para baixo, para erupcionar o dente no palato, palatino até à linha da arcada e trazido para baixo até ao nível oclusal. À medida que desce, é acompanhado por um amplo colar de novo osso alveolar. Neste ponto, um ilhó adicional deve então ser colocado na face vestibular e a direção da tração deve ser alterada para um movimento de inclinação puramente vestibular, para o trazer para a arcada.

Grupo 4:

Proximidade da linha do arco: distante

Posição na maxila: alta

1. A coroa do dente deslocado palatalmente não está diretamente relacionada com as raízes dos incisivos, pode apontar medialmente; pode aproximar-se ou mesmo atravessar a linha média. Nem sempre é palpável no lado palatino.

2. Exposição cirúrgica - estes dentes encontram-se geralmente a alguma distância dos dentes adjacentes, sendo necessária uma pequena remoção óssea para os expor, com pouco perigo de expor as raízes de outros dentes.

Normalmente, existe um acesso razoavelmente bom para a colocação de um acessório ligado,

embora seja pouco provável que a superfície imediatamente exposta seja a face vestibular do

dente.

3. **Tratamento ortodôntico** - manobra em duas fases.

Grupo 5:

O ápice da raiz do canino é mesial ao do incisivo lateral ou distal ao do primeiro pré-molar. Este dente deve ser considerado como um dente transposto. Para ser completamente consistente com a definição de transposição, o ápice do canino deve estar na linha da arcada, no lugar do ápice da raiz do dente adjacente, mas é independente da localização mesio-distal ou vestibulolingual da coroa.

1. **Cirurgia:**

Muitos dos caninos transpostos estão, pelo menos, parcialmente erupcionados, o que evita a necessidade de cirurgia. Não é possível identificar tendências impactantes entre os remanescentes que possam sugerir uma abordagem particular para a sua exposição. Pelo contrário, cada um deve ser exposto cirurgicamente de acordo com as suas próprias exigências e circunstâncias particulares. O que é verdade é que vários deles podem estar tão deslocados que modalidades de tratamento diferentes da ortodontia devem ser consideradas, particularmente a extração e a substituição protética ou, de preferência, a retenção do canino decíduo.

2. **Opções de tratamento ortodôntico:**

a. Resolver a transposição para a relação ideal - Difícil, uma vez que as raízes dos caninos entrarão inevitavelmente em estreita relação com as raízes do primeiro pré-molar ou incisivo lateral adjacente, e o contacto das raízes cria um par mecânico.

b. Mover o pré-molar mesialmente (ou o incisivo distalmente) para o local do canino e alinhar o canino entre os dois pré-molares.

Complicações

a. Se o canino for palatino em relação à linha da arcada, rotação do ápice da raiz do canino tanto mesial como palatalmente.

b. O perfil longo da raiz torna-se palpável na mucosa palatina - Ocorre deiscência da área cervical da superfície da raiz e a quantidade de torque radicular labial necessária será além da razão terapêutica.

c. Se o canino estiver vestibularizado em relação à raiz do dente adjacente e o canino for trazido para vestibular em relação ao primeiro pré-molar ou incisivo lateral, ocorrerá um maior deslocamento vestibular da sua raiz com deiscência grosseira do periodonto vestibular. O tratamento deve ser direcionado para ambos os dentes transpostos. A raiz de um deles precisaria ser torcido num movimento lingual e distal, enquanto o outro precisaria ser torcido no sentido oposto, vestibular e mesial. Embora cada um sofresse periodontalmente, isso seria menor do que qualquer um deles mesialmente.

Grupo 6:

Erupção na linha da arcada, no lugar e reabsorção das raízes dos incisivos. Estes caninos associados a/com potencial para perda significativa do comprimento radicular dos dentes adjacentes estão de facto a erupcionar na área anteriormente ocupada pela raiz desaparecida. Como tal, não são geralmente palpáveis, uma vez que estão situados no mesmo plano vestibulolingual que os incisivos.

Tratamento considerado como uma situação de quase emergência, uma vez que a reabsorção radicular é progressiva.

1. **Exposição cirúrgica** - para retirar a coroa do canino da área e salvar o máximo possível da raiz do incisivo, melhorando simultaneamente a posição do canino e o seu prognóstico.

Abordagem palatina - Colocar o acessório na superfície exposta do dente. Aplicar tração ortodôntica para deslocar a coroa posteriormente no plano horizontal, em linha direta em direção aos molares superiores, sem incorporar um movimento vertical descendente, de modo a que a coroa siga um trajeto posterior e medial em circuito em torno do fulcro do seu ápice radicular. Depois de ter irrompido através da mucosa palatina, um segundo ilhó é colocado a meio bucal para a atrair para o fio.

Abordagem bucal - Uma abordagem mais superior. Para diminuir o risco de expor as raízes dos incisivos. O dente é movido para vestibular, horizontalmente e ligeiramente superiormente sobre a raiz do incisivo encurtado.

2. Opções de tratamento:

Se a reabsorção radicular for superior a dois terços da raiz do incisivo lateral - é razoável extrair o incisivo e colocar o canino no seu lugar e remodelar para simular o incisivo lateral.

Complicações:

Embora a reabsorção radicular pare quando o canino é afastado das raízes dos dentes adjacentes, a reabsorção radicular pode, por vezes, continuar e o incisivo lateral pode ser perdido.

Alternativas de tratamento:

1. Nenhum tratamento se o doente não o desejar

a. Avaliar periodicamente o dente impactado para detetar quaisquer alterações patológicas

b. O prognóstico a longo prazo do canino decíduo é mau, independentemente do comprimento da sua raiz e da aceitabilidade estética da sua coroa - acabará por ser reabsorvido e esfoliado

2. Auto-transplante do canino

a. O crescimento alveolar vertical deve ser completo - ideal em pacientes adultos

b. O comprimento da arcada deve ser suficiente para o dente transplantado

3. Extração do canino impactado e colocação de um primeiro pré-molar na sua posição

4. Extração do canino e osteotomia do segmento posterior para mover o segmento vestibular mesialmente para fechar o espaço residual

5. Substituição protética do canino

6. Exposição cirúrgica do canino e tratamento ortodôntico para colocar o dente na linha de oclusão.

Extração de um canino impactado:

O canino com erupção labial e apinhado pode parecer inestético, mas a sua extração está contra-indicada - uma vez que a extração melhora temporariamente a estética, mas complica e compromete os resultados do tratamento com incapacidade de proporcionar uma oclusão funcional.

A extração do canino é raramente considerada, exceto nas seguintes situações:

a) Se estiver anquilosado e não puder ser transplantado,

b) Se está a sofrer reabsorção radicular externa ou interna,

c) Se a sua raiz estiver muito dilacerada,

d) Se a impactação for grave (p. ex., o canino está alojado entre as raízes dos incisivos centrais e laterais e o movimento ortodôntico irá comprometer estes dentes)

e) A oclusão é aceitável, com o primeiro pré-molar na posição do canino e com uma oclusão funcional com dentes bem alinhados

f) Presença de alterações patológicas (por exemplo, formação cística, infeção)

O prognóstico da movimentação ortodôntica de um dente impactado palatino depende de uma série de fatores, como a posição do dente impactado em relação aos dentes vizinhos, sua angulação, a distância que o dente deve ser movimentado e a possível presença de anquilose. Em geral, os caninos impactados horizontalmente ou anquilosados são os mais difíceis de tratar e têm o pior prognóstico. Alguns desses dentes podem ter que ser extraídos.

Técnicas de tratamento

Aparelhos amovíveis

McDonald e **Fournier**[123] sugeriram o uso de aparelhos do tipo Hawley, projetados para transferir as demandas de ancoragem para a abóbada palatina e o rebordo alveolar. Esses aparelhos são úteis em pacientes com falta de vários dentes, quando o uso de aparelhos fixos não é recomendado.

Aparelhos fixos: Idealmente adequado.

Tratamento com um arco versus tratamento com dois arcos

O aparelho ortodôntico nas arcadas maxilar e mandibular permite obter o controlo biomecânico necessário para obter resultados óptimos.

A arcada mandibular não é frequentemente utilizada como fonte de ancoragem para mover o canino maxilar impactado - dificuldade em controlar a magnitude e a direção da força aplicada a partir da arcada mandibular móvel. A mecânica interarcos é considerada apenas quando as forças desejadas não podem ser aplicadas a partir da arcada maxilar.

Extração de caninos versus pré-molares

Se o plano global de tratamento ortodôntico envolver a remoção de pré-molares - é aconselhável adiar as extracções até que o canino seja exposto cirurgicamente e as forças ortodônticas sejam aplicadas - para garantir a viabilidade de mover o dente impactado antes de extrair um substituto viável.

Os caninos permanentes são importantes para um sorriso atrativo e essenciais para uma oclusão funcional. A extração dos caninos é evitada, se possível.

Espaço de canino impactado extraído - mover o pré-molar para a posição de canino/restaurar o canino em falta com prótese.

Sequelas de impactação de caninos:

Shafer et al sugeriram as seguintes sequelas para a impactação canina:

(a) Mau posicionamento labial ou lingual do dente impactado,

(b) Migração dos dentes vizinhos e perda do comprimento da arcada,

(c) Reabsorção interna,

(d) Formação de quisto dentígero,

(e) Reabsorção externa da raiz do dente impactado, bem como dos dentes vizinhos,

(f) Infeção, nomeadamente com erupção parcial,

(g) Dor referida, e

(h) Combinações das sequelas acima referidas.

Estas potenciais complicações enfatizam a necessidade de uma observação atenta do desenvolvimento e erupção destes dentes durante o exame dentário periódico de "rotina" da criança em crescimento.

Caninos anormalmente posicionados e não irrompidos - afectam frequentemente a posição dos dentes vizinhos, especialmente dos incisivos laterais.

Canino maxilar impactado palatalmente - desloca a raiz do incisivo lateral e empurra a raiz labialmente, e a coroa move-se palatalmente. Assim, o incisivo lateral está retroinclinado em relação ao incisivo central. Canino impactado labialmente - desloca-se sobre a raiz do incisivo lateral e empurra a raiz para palatino, e a coroa move-se para palatino. labialmente. Assim, o incisivo lateral está inclinado em relação ao incisivo central.

Inclinação canina

Com base na descrição de **Bjerklin e Kurol**[24] para os primeiros molares superiores; o ângulo externo formado pelo eixo maior do canino e a linha reta que passa por ambos os pontos suborbitários; e um ângulo de 90°

corresponde a um canino perpendicular ao plano de referência. Se o ângulo for maior, o ângulo indica a inclinação mesial do canino.
Relação entre o canino e o incisivo lateral: O desenvolvimento é considerado completo quando o dente erupcionou completamente e possui uma raiz totalmente formada, mesmo na presença de um ápice aberto.

Conclusões:

a. Durante a erupção, o canino superior inclina-se mesialmente, até atingir um ângulo máximo por volta dos 9 anos de idade. A partir deste ponto de inflexão, o dente endireita-se progressivamente até à erupção.

b. Existe uma variabilidade individual considerável no que respeita ao grau de inclinação do canino em qualquer momento do curso da erupção; por conseguinte, a capacidade de prever a inclinação numa determinada idade é limitada.

c. Quando o incisivo lateral não está completamente desenvolvido, as radiografias panorâmicas mostram mais frequentemente a sobreposição do canino e do incisivo lateral. Em contraste, quando o desenvolvimento do incisivo lateral está completo, essa sobreposição é rara

d. A sobreposição do canino e do incisivo lateral na radiografia panorâmica, quando o incisivo já completou o seu desenvolvimento, pode ser um sinal de distúrbios eruptivos do canino, sugerindo a adoção de medidas preventivas para evitar impacções.

Considerações sobre a retenção

Becker observou um aumento da incidência de rotações e espaçamentos no lado afetado em 17,4% dos casos tratados ortodonticamente, enquanto a incidência era de 8,7% no lado de controlo. O lado de controlo apresentava um alinhamento ideal duas vezes mais do que o lado afetado.

Para minimizar/prevenir a recidiva rotacional após o tratamento - pode ser utilizada uma fibrotomia/uma contenção fixa colada.

Também sugere que, após o alinhamento de caninos impactados palatalmente, o desvio lingual poderia ser evitado através da remoção de uma "cunha em forma de meia-lua" de tecido do aspeto lingual do canino.

Impactação dos incisivos centrais superiores

Classificação baseada na gravidade da impactação **(Vermette 1995).**[11] A classificação da impactação é determinada pela distância, x, medida a partir da radiografia panorâmica pré-tratamento (fig.32).

1. Uma impactação ligeira - x é inferior a 12 mm.
2. Uma impactação moderada - x é de 12 a 15 mm.
3. Uma impactação grave - x é superior a 15 mm.

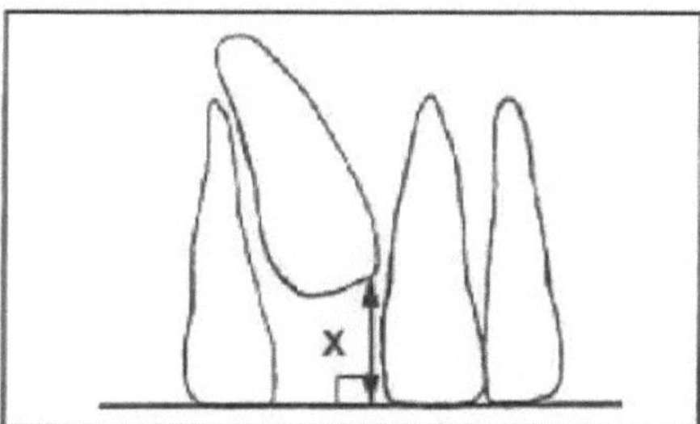

Fig. 32: Classificação de Vermette das diferentes gravidades da impactação

Tempo de tratamento:

1. Eliminar precocemente as obstruções

2. Se o incisivo central único e ambos os incisivos laterais tiverem erupcionado; o dente impactado na radiografia periapical mostra dois terços do desenvolvimento da raiz - o tratamento cirúrgico e ortodôntico é indicado e iniciado.

3. O tratamento ortodôntico não é adiado até à fase da dentição permanente completa. Pode ser necessário um tratamento adicional da má oclusão global 3 a 4 anos mais tarde - plano de tratamento em duas fases.

Tratamento:

1. Criar espaço adequado para o dente na arcada

2. Eliminar a causa da não erupção - para facilitar a erupção espontânea.

Aparelhos ortodônticos utilizados:

1. Um aparelho "dois por quatro

Nesta idade - dois molares e não mais do que dois dentes incisivos da dentição permanente superior, e os caninos e molares decíduos têm altura de coroa insuficiente e anatomia desfavorável para permitir a colocação de um aparelho fixo multibracket.

2. Johnson[w] s (modificado) arco de arame duplo:

O aparelho é baseado em bandas molares fixas, interligadas por um arco palatino soldado. Os tubos longos de calibre estreito (0,020" de diâmetro interno) deslizam livremente nos tubos bucais redondos dos molares (0,036") e são feitos para se estenderem anteriormente à área do canino decíduo.

3. **Kimberly**[121] utilizou a técnica de erupção fechada. Uma vez alinhados os incisivos e criado espaço para o incisivo central esquerdo impactado, este é exposto cirurgicamente e extruído para a arcada através da técnica de erupção fechada. Posteriormente, é efectuado um procedimento de revisão de tecidos para reduzir o frénulo maxilar bulboso e é utilizada uma enameloplastia limitada do bordo incisal para equilibrar o comprimento da coroa entre ambos os incisivos centrais.

Prognóstico

A impactação obstruída:

O prognóstico do resultado depende de vários factores.

1. Comprimento da raiz: O comprimento da raiz pode ser reduzido devido às circunstâncias de aperto

   em que a raiz se desenvolve.
2. Tipo e altura da inserção periodontal
3. Altura óssea relativa do alvéolo crestal
4. Preservação da vitalidade: Não vitalidade do dente impactado - pode resultar de procedimento cirúrgico ou de forças eruptivas excessivas.
5. Higiene oral

Impactação devido a traumatismo:

1. **O incisivo central dilacerado com desenvolvimento radicular interrompido:**

a. Mau prognóstico a longo prazo - extração e substituição

b. A extração precoce do dente dilacerado provoca um rebordo alveolar deficiente, tanto vertical como labio-lingualmente, que é inadequado para um implante e inestético para uma ponte convencional. O alinhamento ortodôntico e a retenção do dente dilacerado facilitam o crescimento ósseo e preservam a forma e a arquitetura normais do rebordo alveolar até o crescimento cessar para a restauração permanente.

2. **Dilacerações radiculares apicais:**

O prognóstico final do dente depende da quantidade de raiz que resta após a amputação; quanto mais apical for a dilaceração, maior será o comprimento da raiz e melhor será o prognóstico.

3. **Dilacerações da coroa:**

Quanto mais próximas as dilacerações estiverem do bordo incisal da coroa, melhor será o prognóstico.

4. **Dilacerações do terço coronal da raiz:**

A porção crítica do dente para que ocorra a dilaceração é a parte coronal da raiz, próxima à junção cemento-esmalte. Nessa situação, o prognóstico do dente alinhado é extremamente ruim, pois a maior parte de sua raiz, aquela referente ao período de desenvolvimento pós-trauma, precisará ser amputada durante o procedimento, deixando o dente com um remanescente coronal inviável da raiz. Este dente terá de ser extraído.

5. **Luxação intrusiva traumática aguda:**

A união desejada do dente ao osso circundante é feita apenas por cicatrização ou por cicatrização com reabsorção superficial. No entanto, o dente cicatrizado liga-se ao alvéolo com ligamento periodontal normal e cemento novo. Este dente responderá às forças ortodônticas.

6. Cicatrização com reabsorção de substituição:

União direta entre a raiz e o osso circundante, mas o dente nunca será passível de forças ortodônticas - indicado para extração.

Impactação dos segundos pré-molares inferiores

Aglomeração e perda de espaço:

A extração precoce do antecessor decíduo do segundo pré-molar inferior, que causa inclinação mesial e desvio do primeiro molar permanente e algum desvio distal do primeiro molar decíduo na dentição mista precoce, resulta em falta de espaço. Uma vez que a posição de desenvolvimento é ligeiramente lingual em relação à linha da arcada e é impedida de se desenvolver superiormente da forma normal, o segundo pré-molar inferior pode erupcionar no lado lingual ou pode permanecer impactado ou por baixo do "telhado inclinado" formado pelos dois dentes adjacentes.

É necessário criar espaço para o dente impactado, o que normalmente é conseguido através da extração do pré-molar adjacente, para resolver o apinhamento existente em toda a dentição. Em alternativa, os dentes desviados devem ser colocados nas suas posições ideais utilizando um aparelho ortodôntico fixo, com uma mola helicoidal comprimida entre o primeiro molar e o primeiro pré-molar. Uma terceira alternativa é extrair o dente impactado e alinhar os outros no espaço que restar.

Orientação anormal dos pré-molares:

O germe do segundo dente pré-molar nem sempre se encontra na sua posição ideal de desenvolvimento, diretamente entre as raízes mesial e distal do molar decíduo.

O pré-molar pode frequentemente inclinar-se para distal e iniciar a reabsorção da raiz de uma única raiz do antecessor decíduo, deixando a outra raiz intacta, o que leva a uma retenção excessiva do segundo molar decíduo e impede ainda mais a erupção do segundo pré-molar. A extração do antecessor decíduo sobre-retido resulta na erupção do segundo pré-molar.

Infra-oclusão dos segundos molares decíduos:

A anquilose dos segundos molares decíduos resulta em infra-oclusão em relação aos outros dentes da arcada. Quando a infra-oclusão é marcada, ocorre um deslocamento vertical extremo do sucessor colocado apicalmente. O dente infra-ocluído é extraído e o espaço é mantido para permitir a erupção do segundo pré-molar.

Corey[117] relatou que um arco lingual com extensões distais pode ser colocado no arco mandibular. O segundo molar inferior esquerdo impactado é exposto e os botões são colados nas superfícies oclusal e vestibular do dente. É utilizada uma corrente elastomérica entre as alças das extensões distais da arcada de suporte e os botões colados nos segundos molares para verticalizar o dente distalmente.

Impactação dos segundos pré-molares superiores

A causa mais comum é devida à perda de espaço na arcada dentária após a perda precoce do segundo molar decíduo e à deriva de dois dentes adjacentes, particularmente o primeiro molar permanente. Também é verdade que o movimento mesial do primeiro molar permanente na maxila é mais rápido do que na mandíbula. Por isso, quando há perda de espaço, o segundo pré-molar superior desenvolve-se mais frequentemente com a sua raiz na linha da arcada e com a sua coroa desviada para palatino e palpável no lado palatino do processo alveolar.

Em geral, os segundos pré-molares da arcada maxilar erupcionam espontaneamente e também resolvem espontaneamente o seu deslocamento palatino. O único requisito essencial é que haja espaço adequado na arcada e que esse espaço seja mantido.

Impactação dos primeiros molares Primeiros molares superiores

Os molares superiores em erupção ficam bloqueados sob a bulbosidade distal dos segundos molares decíduos adjacentes, o que é um sinal precoce de apinhamento na dentição mista precoce ou simplesmente devido a uma inclinação mesial anormal dos primeiros molares.

As radiografias periapicais mostram que a maior parte/inteira raiz distal do segundo molar decíduo pode ficar reabsorvida e o longo eixo geral e o trajeto de erupção do dente permanente podem estar demasiado inclinados para mesial.

Complicações:

Dente parcialmente erupcionado que cria uma grande área de estagnação entre ele e o molar decíduo - cáries e problemas gengivais/pulpares. Desimpactação do primeiro molar ectópico por baixo da bulbosidade distal do segundo molar decíduo - realizada com anel de separação elástico/ separadores ortodônticos. Não são recomendados separadores elastoméricos encravados na mesial do primeiro molar - podem deslocar-se na direção apical e causar irritação periodontal.

Um aparelho removível, usando uma mola cantilever que passa através da área interproximal mesial ao dente impactado, também pode ser usado para aplicar uma força distal.

Primeiros molares inferiores

As impacções dos primeiros molares inferiores são raras e o tratamento é semelhante ao tratamento dos primeiros molares superiores impactados.

Impactação dos segundos molares inferiores

A impactação do segundo molar inferior é pouco frequente - invariavelmente a impactação deve-se a uma inclinação mesial do dente que o coloca em contacto com o lado distal do primeiro molar, abaixo da sua bulbosidade e perto da área cervical, o que provavelmente é um sinal de um comprimento de arco curto e apinhamento retro molar.

Diagnóstico:

1. Exame clínico - dente não irrompido
2. Radiografias de bitewing
3. Radiografias periapicais
4. Radiografias panorâmicas
5. Radiografia oblíqua lateral (extra-oral) da mandíbula
6. Pode mostrar pormenores do dente desde a coroa até ao ápice e a sua relação com o terceiro molar não irrompido.
7. A inclinação vestibular ou lingual é geralmente revelada à palpação e as radiografias oclusais confirmam-no.

Tratamento:

Exposição cirúrgica da superfície oclusal do molar - excisão da mucosa sobrejacente. **1.** Um aparelho removível semelhante ao utilizado para o primeiro molar superior pode ser utilizado para desimpactar o segundo molar inferior.

2. Também pode ser utilizado um aparelho fixo.

Um segundo molar permanente parcialmente impactado através da aplicação de um sistema de forças de acoplamento puro com uma elevada relação momento/força.[118] O plano de tratamento ortodôntico envolveria a verticalização e extrusão de ambos os segundos molares. Um cantilever TMA pode ser inserido em cada tubo vestibular do segundo molar e enganchado distalmente aos caninos.

Impactação dos terceiros molares

Tratamento: Normalmente são indicadas extracções.

RESUMO E CONCLUSÕES

Para que possamos entender o que é um dente impactado e se e quando ele deve ser tratado. Do trabalho de Gron, aprendemos que, em circunstâncias normais, um dente erupciona com uma raiz em desenvolvimento e com aproximadamente três quartos do comprimento final da raiz. Podemos, portanto, tomar isso como uma linha de base de diagnóstico a partir da qual avaliamos a erupção dos dentes em geral. Assim, um dente erupcionado deve ter menos desenvolvimento radicular, seria apropriado rotular este dente como prematuramente erupcionado. Esta será a consequência da perda precoce de um dente decíduo, particularmente aquele cuja extração foi ditada por cáries profundas, com consequente patologia periapical. No extremo oposto da escala, encontramos o dente não erupcionado que apresenta uma raiz mais completamente desenvolvida. O processo normal de erupção deste dente deve ser presumido como tendo sido impedido por uma ou várias possibilidades etiológicas. Isso inclui fatores como uma falha na reabsorção das raízes de um dente decíduo, um trajeto eruptivo anormal, um dente supranumerário, apinhamento dentário ou um distúrbio no mecanismo de erupção do dente. No entanto, a obstrução também pode resultar de uma mucosa espessada pós-extração ou pós-trauma. Normalmente é possível palpar estes dentes, sendo o seu contorno distinto claramente visível na gengiva durante um período de um ano ou mais, embora a erupção possa não ocorrer.

Os dentes impactados estão frequentemente associados a uma falta de espaço na área imediata. Isto é frequentemente devido ao desvio de dentes adjacentes, embora o apinhamento da dentição em geral possa ser a causa principal. Nesses casos, é improvável que ocorra a erupção espontânea de um dente impactado, a menos que seja fornecido um espaço adequado ou, de preferência, excessivo. Seria conveniente se a excisão da entidade patológica associada pudesse ser confortavelmente adiada até esse momento, para provocar a erupção desejada e permitir que esse tratamento corretivo fosse tentado quando o desenvolvimento radicular do dente não irrompido fosse adequado. No entanto, os cirurgiões insistirão na remoção da maioria das formas de patologia assim que se chegar a um diagnóstico provisório, a fim de obter material de biópsia examinável para o estabelecimento do diagnóstico definitivo. Os odontomas e os dentes supranumerários são geralmente considerados excepções a esta regra, e o momento da sua remoção pode ser considerado mais tranquilo.

Existem muitos fatores que complicam o tratamento de dentes impactados que não estão presentes na rotina da ortodontia geral. Em primeiro lugar, o dente afetado não é visível e só é visualizado com recurso a meios clínicos e radiográficos, pelo que não pode ser examinado quanto a anomalias da mesma forma ou com o mesmo grau de rigor que um dente normalmente erupcionado.

Desde o diagnóstico até à mecanoterapia ortodôntica, a avaliação sistemática é essencial para os melhores resultados do tratamento. A abordagem ortodôntico-cirúrgica para o tratamento de dentes impactados tem o potencial de alcançar resultados periodontais satisfatórios e um prognóstico a longo prazo. Sem diagnóstico e planeamento do tratamento de um dente impactado, o tratamento torna-se um exercício difícil e mal orientado, cujas consequências serão suportadas pelos futuros pacientes.

REFERÊNCIAS

1. Andreasen, J.K. Petersen, D. M. Laskin.Textbook and Color Atlas of Tooth Impactions. Copenhaga, Dinamarca: Munksgaard;1997:199-208.
2. Renuka Patel, Falguni Mehta, Vijay Vaghela. Abordagem interdisciplinar: O papel do ortodontista na gestão da impactação; um estudo baseado em evidências. IOSR Journal of Dental and Medical Sciences 2013;8:90-105.
3. Pitt S, Hamdan A, Rock P. Um índice de dificuldade de tratamento para caninos superiores não irrompidos. Eur J Orthod. 2006;28:141-4.
4. Vincent G. Kokich. Tratamento cirúrgico e ortodôntico de caninos superiores impactados. Am J Orthod Dentofacial Orthop 2004;126:278-83.
5. Johnston WD.Tratamento de dentes caninos impactados palatalmente. Am J Orthod 1969;56:589-96.
6. Richard Scott Conley, Scott B. Boyd, Harry L. Legan, Christopher C. Jernigan, Craig Starling e Christopher Potts. Tratamento de um paciente com múltiplos dentes impactados. The Angle Orthodontist 2007;77:735-741.
7. Jacoby H. A etiologia da impactação do canino superior. Am J Orthod 1983; 84:125-32.
8. Becker A, Sharabi S, Chaushu S. Variação do tamanho dos dentes em dentições afectadas pelo deslocamento do canino palatino. Eur J Orthod 2002;24:313-8.
9. Dachi SF, Howell FV. A survey of 3874 routine full mouth radiographs II: a study of impacted teeth. Oral Surg Oral Med Oral Pathol 1961;14:1165-9.
10. Brin I, Becker A, Shalhav M. Posição do canino permanente superior em relação aos incisivos laterais anómalos ou ausentes: um estudo

populacional. Eur J Orthod 1986; 8:12-6.

11. Vermette ME, Kokich VG, Kennedy DB. Descobrindo dentes impactados ibialmente: Retalho posicionado apicalmente e técnicas de erupção fechada. Angle Orthod 1995;65:23-34.

12. Crescini A, Clauser C, Giorgetti R, Cortellini P, Pini Prato GP. Tração em túnel de caninos maxilares impactados infra-ósseos: um acompanhamento periodontal de três anos. Am J Orthod Dentofacial Orthop 1994;105:61-72.

13. Robert L. Vanarsdall, Herman Corn. Tratamento de tecidos moles de dentes não irrompidos posicionados labialmente. Am J Orthod Dentofacial Orthop 2004;125:284-293.

14. Miller BH. The influence of congenitally missing teeth on the eruption of the upper canine.Dent Pract Dent Rec 1963;13:497-504.

15. Bass TB. Observações sobre o dente canino superior mal posicionado. Dent Pract Dent Rec 1967;18:35-33.

16. Ross G. Kalpan. Alguns factores relacionados com a impactação dos terceiros molares inferiores. Angle Orthod.1975;45:153-58.

17. O sistema de molas ballista para dentes impactados. Am J Orthod. 1979 Feb;75(2):143-51.

18. Becker A, Smith P, Behar R. A incidência de incisivos laterais maxilares anómalos em relação a cúspides deslocadas palatalmente. Angle Orthod. 1981;51(1):24- 9

19. Kohavi D, Zilberman Y, Becker A. Estado periodontal após o alinhamento de dentes caninos maxilares ectópicos para vestibular. Am J Orthod. 1984;85(1):78-82.

20. Grover PS, Lorton L. A incidência de dentes permanentes não irrompidos e casos clínicos relacionados. Oral Surg Oral Med Oral Pathol.1985;59(4):420-

5.

21. Oliver RG, Mannion JE, Robinson JM. Morfologia do incisivo lateral superior em casos de impacção unilateral do canino superior. Br J Orthod. 1989;16(1):9- 16.

22. Ericson S, Kurol J. Early treatment of palatally erupting maxillary canines by extraction of the primary canines. Eur J Orthod 1988;10(4):283-95.

23. Zilberman Y, Cohen B, Becker A. Tendências familiares em caninos palatinos, incisivos laterais anómalos e fenómenos relacionados. Eur J Orthodont 1990; 12:135-9.

24. Bjerklin K, Kurol J, Valentin J. Erupção ectópica dos primeiros molares permanentes superiores e associação com outros distúrbios dentários e de desenvolvimento. Eur J Orthod 1992;14:369-75.

25. Kokich VG, Mathews DP. Tratamento cirúrgico e ortodôntico de dentes impactados. Dent Clin N Am 1993;37:78-82.

26. Peck S, Peck L, Attia Y. Transposição do canino superior para o primeiro pré-molar, anomalias dentárias associadas e bases genéticas. Angle Orthod 1993;64:99-109.

27. Brin I, SolomenY. Trauma como possível fator etiológico na impactação do canino superior. Am J Orthod Dentofac Orthop 1993;104:132-7.

28. Woloshyn H, Artun J, Kennedy DB, Joondeph DR. Reacções pulpares e periodontais ao alinhamento ortodôntico de caninos impactados palatalmente. Angle Orthod. 1994;64(4):257-64.

29. Jacobs SG. Caninos impactados palatalmente: etiologia da impactação e possibilidade de interceção. Relatório de casos fora das diretrizes para interceção. Aust Dent J. 1994;39(4):206-11.

30. Peck S, Peck L, Kataja M. O canino deslocado palatalmente como uma anomalia dentária de origem genética. Angle Orthod.1994;64(4):249-56.

31. Becker, A. The Orthodontic Treatment of Impacted Teeth, Martin Dunitz, Ltd., Londres, 1998.

32. Bishara SE. Manejo clínico dos caninos superiores impactados. Semin Orthod.1998 Jun; 4(2):87-98.

33. Richardson G, Russell KA. Uma revisão do diagnóstico e prevenção de cúspides maxilares permanentes impactadas. J Can Dent Assoc. 2000; 66(9):497-501.

3 4. Stewart JA, Heo G, Glover KE, Williamson PC, Lam EW, Major PW. Factores relacionados com a duração do tratamento em pacientes com caninos maxilares impactados palatalmente. Am J Orthod Dentofacial Orthop. 2001;119(3):216-25.

3 5. Olive RJ. Tratamento ortodôntico de caninos superiores impactados palatalmente. Aust Orthod J.2002;18(2):64-70.

36. Leonardi R, Peck S, Caltabiano M, Barbato E. Anomalia do canino deslocado palatalmente em gémeos monozigóticos. Angle Orthod. 2003;73(4):466-70.

37. Shapira Y, Kuftinec MM. Migração intra-óssea de dentes impactados. Angle Orthod.2003;73(6):738-43.

38. Maria Leonardi, Pamela Armi, Lorenzo Franchi e Tiziano Baccetti. Duas abordagens interceptivas para caninos deslocados palatalmente: um estudo longitudinal prospetivo. The Angle Orthod 2004;74: 581-586.

39. Sacerdoti R, Baccetti T. Caraterísticas dento-esqueléticas associadas a doenças unilaterais ou

Deslocamento palatino bilateral dos caninos superiores. Ortodontista de Angle

40. Sergio Sambataro, Tiziano Baccetti, Lorenzo Franchi, Filippo Antonini. Variáveis preditivas precoces para impactação do canino superior derivadas de cefalogramas póstero-anteriores. Angle Orthodontist.2005;75(1):28-34.

41. Kazem AN. Condições de espaço e caraterísticas dentárias e oclusais em pacientes com caninos superiores impactados palatalmente: um estudo etiológico. Eur J of Orthod 2005; 27:461-465.

42. Robert HS, Shannon LD. Discrepâncias transversais da maxila e caninos superiores potencialmente impactados em pacientes com dentição mista. Angle Orthod 2007;77: 430-435.

43. Bayar GR, Ortakoglu K, Sencimen M. Dentes impactados múltiplos: relato de 3 casos. Eur J Dent. 2008;2(1):73-8.

44. Bedoya MM, Park JH. Uma revisão do diagnóstico e do tratamento de lesões impactadas caninos superiores. J Am Dent Assoc. 2009 Dec; 140(12):1485-93.

45. Nagpal A, Pai KM, Sharma G. Anomalias dentárias associadas a caninos maxilares com impactação palatina e labial: um estudo comparativo. J Contemp Dent Pract. 2009;10(4):67-74.

46. Lauren M. Sigler, Tiziano Baccetti, e James A. McNamara. Efeito da expansão rápida da maxila e do tratamento do arco transpalatino associado à extração de caninos decíduos na erupção de caninos deslocados palatalmente: um estudo prospetivo de 2 centros. Am J Orthod Dentofacial Orthop 2011;139:235-44.

47. Mercuri E, Cassetta M, Cavallini C, Vicari D, Leonardi R, Barbato E. Caraterísticas esqueléticas em paciente afetado por impactação de canino superior. Medicina Oral, Patologia Oral Cirugia Bucal. 2013;18(4):e597-e602.

48. Soren Rodsgaard Lauesen, Jens O. Andreasen. Associação entre a impactação do terceiro molar inferior e o grau de desenvolvimento radicular em adolescentes. Angle Orthod. 2013;83:3-9.

49. Katiyar R, Tandon P, Singh GP, Agrawal A, Chaturvedi TP. Gestão de todos os caninos impactados com exposição cirúrgica e alinhamento por tratamento ortodôntico. Contemp Clin Dent. 2013;4(3):371-3.

50. Evangelia Lempesia, Marina Karamolegkoub, Nikolaos Pandis. Maxillary canine impaction in orthodontic patients with and without agenesis: a crosssectional radiographic study. Angle Orthod. 2014;84:11-17.

51. Ahlqwist M, Grondahl HG. Prevalência de dentes impactados e patologia associada em mulheres suecas de meia-idade e idosas. Community Dent Oral Epidemiol 1991;19:116-9.

52. Aitasalo K, Lehtinen R, Oksala E. Um estudo ortopantomográfico da prevalência de dentes impactados. Int J Oral Surg 1972;1:117-20.

53. Alattar MM, Baughman RA, Collett WK. A survey of panoramic radiographs for evaluation of normal and pathologic findings (Uma pesquisa de radiografias panorâmicas para avaliação de achados normais e patológicos). Oral Surg Oral Med Oral Pathol 1980;50:472-8.

54. Brown LH, Berkman S, Cohen D, Kaplan AL, Rosenberg M. Um estudo radiológico da frequência e distribuição de dentes impactados. J Dent Assoc S Afr 1982;37:627-30.

55. Dachi SF, Howell FV. Um levantamento de 3874 radiografias bucais de rotina: I. Um estudo de dentes impactados. J Oral Maxillofac Surg 1961;14:1165-9.

56. Eliasson S, Heimdahl A, Nordenram A.Alterações patológicas relacionadas com a impactação a longo prazo dos terceiros molares. Um estudo radiográfico. Int J Oral Maxillofac Surg 1989;18:210-2.

57. Haidar Z, Shalhoub SY. A incidência de dentes do siso impactados numa comunidade saudita. Int J Oral Maxillofac Surg 1986;15:569-71.

58. Hattab FN, Rawashdeh MA, Fahmy MS. Estado de impactação dos terceiros molares em estudantes jordanos. Oral Surg Oral Med Oral Pathol Oral Radiol Endod 1995;79:24-9.

59. Hugoson A, Kugelberg CF. A prevalência dos terceiros molares numa população sueca: um estudo epidemiológico. Saúde Dentária Comunitária 1988;5:121-38.

60. Kramer RM, Williams AC. The incidence of impacted teeth: a survey at Harlem Hospital. Oral Surg Oral Med Oral Pathol 1970;29: 237-41.

61. Mead SV. Incidência de dentes impactados. Int J Orthod 1930;16:885-90.

62. Peltola JS. A panoramatomographic study of the teeth and jaws of Finnish university students. Community Dent Oral Epidemiol 1993; 21:36-9.

63. Sandhu SS, Kapila BK. Incidência de terceiros molares impactados. J Indian Dent Assoc 1982;54:441-4.

64. Schersten E, Lysell L, Rohlin M. Prevalência de terceiros molares impactados em estudantes de medicina dentária.Swed Dent J 1989;13:7-13.

65. Shah RM, Boyd MA, Vakil TF. Estudos de anomalias de dentes permanentes em 7.886 indivíduos canadianos. Dent J. 1978;44(6):262-4.

66. Stanley HR, Alattar M, Collett WK, Stringfellow HR Jr, Spiegel EH. Sequelas patológicas de terceiros molares impactados negligenciados. J Oral Pathol 1988;17:113-7.

67. Stermer Beyer-Olsen EM, Bjertness E, Eriksen HM, Hansen BF. Comparação dos resultados radiográficos orais entre cidadãos de Oslo com 35 anos de idade em 1973 e 1984. Community Dent Oral Epidemiol 1989;17:68-70.

68. Yamaoka M, Furusawa K, Yamamoto M. Influência dos dentes adjacentes nos terceiros molares impactados nos maxilares superior e inferior. Aust Dent J 1995;40:233- 5.

69. Anastasia Fardi, Athena Kondylidou-Sidira, ZakiBachour, Nikolaos Parisis , Anastasios Tsirlis. Incidência de dentes impactados e supranumerários. Med Oral Patol Oral Cir Bucal. 2011;16(1):e56-61.

70. Thilander B, Jacobson SO. Factores locais na impactação dos caninos superiores. Ata Odont Scand 1977; 26:53-64.

71. Ericson S., Kurol J. Estudo longitudinal e análise da supervisão clínica da erupção dos caninos superiores. Community Dent Oral Epidemiol. 14:172-6, 1986.

72. Shapira Y., Kuftinec M.M. Early diagnosis and interception of potential maxillary canine impaction (Diagnóstico precoce e interceção de potenciais impactações de caninos superiores). J Am Dent Assoc. 129:1450-4, 1998.

73. Bishara, S.E.: Caninos maxilares impactados: Uma revisão. Am J Orthod Dentofacial Orthop.1992 Feb;101(2):159-71.

74. Andreasen JO. O pré-molar impactado. In: Andreasen JO, Petersen JK, Laskin DM, editores Textbook and color atlas of tooth impactions; diagnosis, treatment And prevention.Copenhagen: Munksgaard; 1997.177-95

75. Oikarinen VJ, Julku M. Pré-molares impactados. Uma análise de 10.000 ortopantomografias. Proc Finn Dent Soc 1974; 70(3):95-8.

76. Mac Phee CG. A incidência de dentes supranumerários erupcionados em séries consecutivas de 4000 crianças em idade escolar. Br Dent J 1935; 58: 59-60.

77. Di Biase DD. Supranumerários da linha média e erupção dos incisivos centrais superiores.Transactions of the BSSO 1968-1969; 83-88.

78. Walker L, Enciso R, Mah J. Localização tridimensional dos caninos maxilares com tomografia computorizada de feixe cónico. Am J Orthod Dentofacial Orthop. 2005;128:418-423.

79. Bondemark L, Tsiopa J. Prevalência de erupção ectópica, impacção, retenção e agenesia do segundo molar permanente. Angle Orthod. 2007;77:773-778.

80. Broadbent BH. Desenvolvimento ontogénico da oclusão. Angle Orthod 1941;11:223-241.

81. Hitchin AD. O canino maxilar impactado. Br Dent J 1956;100:1-12.

82. Brin I, Becker A, Schalhav M. Posição do canino permanente superior em relação aos incisivos laterais anómalos ou ausentes: Um estudo populacional. Eur J Orthod 1986;8:12-16.

83. Von Der Heydt. A descoberta cirúrgica e o posicionamento ortodôntico de caninos superiores não irrompidos. Am J Orthod 1975; 68:256-76.

84. Lappin MM. Tratamento prático do canino maxilar impactado. Am J Orthod 1951; 37:769-78.

85. Andreasen JO, Andreasen FM. Livro-texto e atlas colorido de lesões traumáticas dos dentes. Munksgaard, Copenhaga, 1994.

86. Timothy W. Ada. Um incisivo lateral primário impactado como causa de atraso na erupção de um dente permanente: Relato de caso. Academia Americana de Odontopediatria 1998;20:2.

87. Jones JW. Uma revisão médico-legal de algumas diretrizes actuais do Reino Unido em ortodontia: Uma visão pessoal. J Orthod. 1999;26:307-324.

88. Andreasen JO, Petersen JK LD (Eds).Textbook and of color atlas of tooth impactions.Copenhagen: Munksgaard 1997;197-218.

89. Oliver RG, Richmond S, Hunter B. Molares permanentes submersos: Quatro relatos de casos.Br Dent J 1986;160:128-30.

90. A. Bali, D. Bali, A. Sharma, e G. Verma. O índice de Pederson é um verdadeiro índice de dificuldade preditivo para a cirurgia de terceiros molares inferiores impactados? Uma meta-análise. Journal of Maxillofacial and Oral Surgery 2013;(12)3,359-364.

91. Winter G.B. Impacted mandibular third molars. St Louis: American Medical Book Co.; 1926. 241-79.

92. Pell GJ, Gregory BT. Terceiros molares inferiores impactados: Classificação e técnicas modificadas para remoção. Dent Digest 1933;39:330-338.

93. Neelima Malik. Livro de texto de cirurgia oral e maxilofacial. 3rd edition,2012. Jaypee brothers medical publishers (P) ltd.

94. Wang XS, Hu Rd. Classificação imagiológica dos incisivos centrais superiores impactados. Shanghai Kou Qiang Yi Xue. 2012;21(2):185-9.

95. Carol M, Petrina P, Graham JR. A localização radiográfica de caninos maxilares impactados - uma comparação de métodos. Eur J Orthod 2001;23:25-34.

96. Faber J, Patrica MB, Marcelo Q. A prototipagem rápida como ferramenta de diagnóstico e planeamento do tratamento da impacção do canino superior. Am J Orthod Dentofac Orthop 2006; 129:583-9.

97. Jacobs SG. Localização do canino maxilar não irrompido: como e quando fazer. Am J Orthod Dentofacial Orthop 1999;115:314- 22.

98. Mason C, Papadakow P, Roberts GJ. A localização radiográfica de caninos maxilares impactados: Uma comparação de métodos. Eur J Orthod 2001;23:25-34.

99. Mitchell L, Nigel E. An introduction to orthodontic. 2nd ed. Nova Iorque

100. Broadway RT, Gould DG. Requisitos cirúrgicos do ortodontista. Br Dent J 1960; 108:1187-90.

101. Jacobs S. Localização do canino maxilar não irrompido: observações adicionais. Aust Orthod J 1994;13:71-75.

102. O. Tymofiyeva & K. Rottner & P. M. Jakob & E.J. Richter & P. Proff. Localização tridimensional de dentes impactados usando ressonância magnética. Clin Oral Invest. 2009.

103. Nance RS, Tyndall D, Levin LG, Trope M. Diagnóstico de reabsorção radicular externa utilizando TACT (tomografia computorizada de abertura sintonizada). Endod Dent Traumatol.2000 Feb; 16(1):24-8.

104. Stuart C. White e Michael J. Pharoah. Oral radiology: Principles and interpretation.7th edition, 2014. Elsevier Inc.

105. Clark CF. Um método para determinar a posição relativa de dentes não irrompidos por meio de radiografias em película. Proc R Soc Med Odontol Sectn. 1910;3:87-90.

106. Chaushu S, Chaushu G, Becker A. O papel da tomografia de volume digital na imagiologia de dentes impactados. WJO. 2004;5:120-32.

107. Lewis P D. Cirurgia pré-ortodôntica no tratamento de caninos impactados. Am J Orthod 1971; 60:382-97.

108. Korrnhauser S, Abed Y, Harari D, Becker A. A resolução de caninos impactados palatalmente utilizando a força oclusal palatina de um auxiliar bucal. Am J Orthod Dentofac Orthop 1995; 110:528-34.

109. Vanarshall RL, Corn H. Gestão de tecidos moles de dentes não irrompidos posicionados labialmente. Am J Orthod 1977; 72:53-64.

110. McBride LJ. Tração - um procedimento cirúrgico/ortodôntico. Am J Orthod 1979; 76:287-99.

111. Wong-lee TK, Wong FCK. Mantendo uma relação ideal entre o dente e a gengiva ao expor e alinhar um dente impactado. Br J Orthod 1985; 12:189-92.

112. Crescini A, Clauser C, Giorgetti R. Tração em túnel de caninos maxilares impactados intra-ósseos: Um acompanhamento periodontal de três anos. Am J Orthod Dentofac Orthop 1994;105:61-72.

113. Becker A, Shpack N, Shteyer A. Colagem de attachments em dentes impactados na altura da exposição cirúrgica. Eur J Orthod 1996; 18:457-63.

114. Orton HS, Garvey MT, Pearson MH. Extrusão do canino maxilar ectópico usando um aparelho removível inferior. Am J Orthod 1995; 107:349-59.

115. Vardimon AD, Graber TM. Ímanes de terras raras e impactação. Am J Orthod Dentofac Orthop 1991; 100:492-512.

116. Sandler PJ, Meghiji S, Murray AM. Ímanes e ortodontia. Br J Orthod 1989;16:243-9.

117. Corey C, Bishara S. Tratamento de segundos molares impactados. World J Orthod 2003; 4: 145-151.

118. Monika S, Bonga RP. Verticalização do segundo molar permanente parcialmente impactado. Angle Orthod 2007; 77: 148-154.

119. Johnson JE. Um novo mecanismo ortodôntico: o aparelho de alinhamento de fio duplo. Int J Orthod 1934;20:946-63.

120. Shepard ES. Técnica e tratamento com o aparelho Twin Wire. St Louis: CV Mosby Co, 1961.

121. Kimberly D.B. Tratamento sem extração de uma má oclusão de Classe II e incisivo central superior impactado. Am J Orthod Dentofac Orthop 2004; 125:107-14.

122. Soren S, Bertil L, Thilander B. Transplante transalveolar de caninos superiores - uma alternativa ao tratamento ortodôntico em pacientes adultos. Am J Orthod Dentofac Orthop 1986; 90:149-157.

123. McDonald F, Yap WL. A exposição cirúrgica e a aplicação da tração direta de dentes não irrompidos. Am J Orthod 1982; 89:331-340.

124. Heloisio R.L. Canino permanente superior deslocado labialmente e com erupção ectópica: tratamento intercetivo e resultados a longo prazo. Am J Orthod Dentofac

Orthop 2005; 128:241-51.

125. Alqerban A, Jacobs R, Fieuws S, Willems G. Preditores radiográficos para a impactação do canino superior. Am J Orthod Dentofacial Orthop 2015;147:345- 54.

126. Alqerban, A., Storms, A.S., Voet, M., Fieuws, S. e Willems, G. Previsão precoce da impacção do canino superior. Dento Maxillo Facial Radiology, 45, 20150232.2016.

127. C Bhikoo, J Xu, H henrui Jin, Huixi Jiang, e R Hu. Factores que afectam a duração do tratamento de incisivos centrais maxilares com impacto labial inverso. Am J Orthod Dentofacial Orthop 2018;153:708-15

128. Sung-Hun Kim, Woo-Sung Son, Tetsutaro Yamaguchi, Koutaro Maki, Seong-

Sik Kim, Soo-Byung Park e Yong-Il Kim. Avaliação da posição do ápice da raiz de caninos maxilares impactados em filmes panorâmicos. AmJ Orthod Dentofacial Orthop 2017;152:489-93.

129. V Hereman, MC De Llano-Pérula, G Willems, Coucke, J Wyatt e A Verdonck. Parâmetros associados à impactação de caninos em pacientes com fenda labial e palatina unilateral após enxerto ósseo alveolar secundário: um estudo retrospetivo. Jornal Europeu de Ortodontia, 2018, 1-8

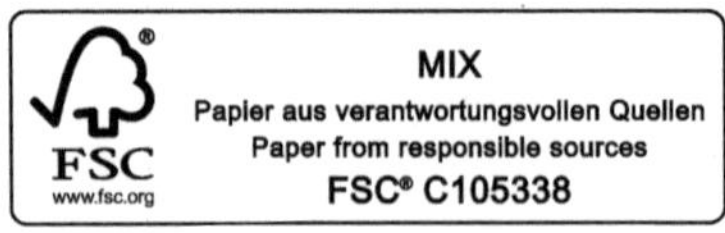

Printed by Books on Demand GmbH, Norderstedt / Germany